U0136404

王牌營養師 **劉怡里診間故事，破解** Top *20* **營養迷思**

減重 ╳ 抗癌 ╳ 降三高

全民營養
必勝攻略

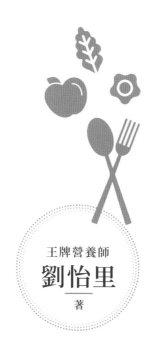

王牌營養師
劉怡里

著

令人信任的營養師

根據內政部公布的 110 年國人平均壽命為 80.86 歲，其中男性 77.67 歲、女性 84.25 歲，扣除統計上發生的短期波動現象，國人平均壽命呈現一路上升趨勢，也帶動國人對於健康知識的重視。

加上新冠病毒肺炎疫情肆虐全球近三年，人人都意識到健康的重要性，更提醒著我們要積極盤點自我的生活作息、養成規律運動與調整飲食習慣，如此才能延年益壽，讓老後的生活更有品質，避開失能失智的可能性！

怡里是我主持健康生活資訊十多年以來最信任的營養師之一，她臨床經驗豐富，總是能把複雜高深的醫療知識用深入淺出、親切又不失專業的方式引領觀眾學習正確的飲食觀念，也難怪深得健康節目與觀眾的信賴！事實上，當我主持愈久的健康資訊節目，我就愈相信「病從口入」、「你吃什麼就像什麼」（You are what you eat）的影響。

進入後疫情時代，怡里營養師這本新書來得正是時候！在本書中怡里提出了 20 個診間中最常被問及的營養問題與迷思，讓大眾能在五花八門、真假難辨的龐大醫療健康資訊當中，得到最正確且實用的知識！每章節還附錄了兩道家常食譜，讓書中的健康知識轉化成實用的料理，讓讀者可以將健康的飲食習慣落實在每日的生活當中。

再次恭喜閱讀到劉怡里營養師新書的朋友，我們都何其幸運有這本好書相伴日常，祝福我們都能身心健康、日日美好！

POP Radio 電台台長 / 三立婆媳當家主持人

林書煒

能認識怡里成為她閨蜜是我的福氣！

因主持八大節目——「健康 No.1」而相識，當時在後台眾多醫師、專家當中，只有怡里會主動勸我少吃便當中油膩食材、炸物、還另貼心幫我準備健康的五穀麵包。當時覺得這營養師未免太熱情敬業了吧，真是無時無刻幫身邊的人健康把關！

初次的閨蜜下午茶時光更令人深刻難忘；一塊起士蛋糕送上桌，正準備大快朵頤時，怡里手刀將蛋糕切成三等分説：只能吃 3 分之一喔，否則會超過 WHO 建議每日總熱量的 5% 糖分攝取量……

當時被勸阻後心裡萬般不甘地吶喊：為什麼要剝奪我吃療癒心靈的食物呢？ Why ？但身邊能有如此貼心專業的營養師好姐妹，時常為我身材健康著想，夫復何求啊！是吧！

營養學世界博大精深，太專業的營養成分跟術語對我來說就像火星文一樣，難記難懂。但怡里總能以最淺顯易懂的白話文方式加深我對營養素的記憶點，比如：補充植物類蛋白質，可以多攝取 —— 黃黑毛（黃豆、黑豆、毛豆），從此我印象深刻，往後去採買食材或外食，都會切記要多選擇 —— 黃黑毛，為自己與家人補充優質蛋白質，來避免吃太多紅肉類造成油脂攝取過多，減輕對身體負擔。

這本與時俱進的《全民營養必勝攻略》，破解了時下很多網路流傳不實的迷思，同時分享許多營養相關的正確觀念。如：喝咖啡不是造成骨質疏鬆的主要原因，但是喝多會影響鈣質吸收；關於剩菜以往都是等到放涼才能冷藏，其實不用放到涼就可以直接放進冰箱，才能杜絕細菌滋生。但對我而言

最實用的就屬每章後面有兩道家常食譜，烹調方式不難又有專業營養師認證的豐富營養價值，讓廚藝幼幼班的我著實獲益良多！

　　用生命用熱情實踐營養學的王牌營養師 —— 劉怡里，將畢生所學與 15 年來臨床經驗，重點精華集結於此書，內容多元豐富，覺得是家家戶戶必備好書！真心推薦！

甜心主播媽咪

蔡逸帆

新鮮，好用又實吃，把營養從診間直送廚房

　　怡里營養師每回在演講，健康節目裡，把食物深入簡出，不光是維生素 ABCD 到 Z。更強的是，簡單幾句話，就把營養與功效，講述清清楚楚。每每我跟她同場錄影，都覺得不是來錄影，是又偷聽到了好多營養新知，又可以增加我在門診中醫治療時，提供給病人的更充份營養新知。

　　醫學每天日新月異，營養科學也是日日翻新，很多好的食材，並不能每天吃，很多不令人喜愛，好比香菜、苦瓜，卻是某些疾病患者非常需要的。在中醫有句：「甲之蜜糖，乙之砒霜。」也就是，對某些人是仙丹妙藥，對另一族群的人卻不可多食，恐怕傷身，所以食物的選擇與攝取，絕對不是如同每天早上，爸爸媽媽婆婆媽媽收到的早安文或農場文，看到的似是而非觀念，傷己又傷人。

　　在書中，怡里營養師把門診診間裡，病人常常搞混的營養誤區羅列出來，我看完書真心覺得太厲害，因為在門診中，大多書上條列的，也是病人常常在問我的問題。近年來疾病有年輕化複雜化的趨勢，以往我們覺得的病症，吃藥治療開刀，想當然爾，「應該」就會痊癒，實則不然，現代人因 長久營養不均衡，身心不平衡之下，小病變大病，吃藥越吃越多，越吃越重，卻仍然苦於找不的解法，殊不知，營養搭配，日日均衡，誠實面對自己每天營養的失衡，再加以調整才是王道，「人是鐵，飯是鋼」，再多的藥不如餐餐營養。

　　書中怡里營養師的案例清楚易懂，害我也各個案例一直對號入座，因 每種都是文明病，我們一定要小心啊！

京華中醫診所院長

鄒瑋倫

營養知識也可以這麼簡單、實用

本書在我職業生涯的路途中佔了極重要的角色，因為熱愛營養的我，在這個領域中一直努力地希望可以幫助到更多需要營養建議的人。而這本書是集結了我十五年以上的臨床經驗，加上平日在媒體上曝光的衛教心得所書寫出來的，我期許是最貼近大家的營養需求建議的書籍。

在醫院服務，一路戰戰兢兢的面對各種病人所帶來的疾病問題，雖然在營養的領域中已經超過十五年以上的經驗，但是每一次的面對面諮詢和講課，我總是提醒自己，要找出病人最確切需要改善的問題，然後用最淺顯易懂的話語跟他們解釋。

寫這本書的初衷，其實是因為很多的營養問題一直在我的營養門診中重複出現，我想應該是 80% 的人都想知道的議題。所以我彙整了營養門診中大家最常問到的 20 個問題。

其實早期在門診中通常是營養師建議，然後病人呈現兩種狀況，一般病人會乖乖執行，而另一種病人會告訴我說：「營養師你們講的好複雜好難喔！！！」所以就在這似懂非懂或是太難執行中而放棄。加上這幾年網路資訊太過發達，門診常遇到的反而是已經做好功課來詢問的病人，雖然他們在網路上可能得到答案，但他們肯定帶有不確定的疑問才會更進一步的來諮詢我。

所以遇到種種不同的病人，其實我給他們的答案都是最直接、最好懂得方法去執行，畢竟只有病人了解並且有原則步驟可循，才能讓他們願意落實

在生活中，這樣才是營養諮詢帶給他們最大的幫忙。

　　每個章節的開始，我都會用一個診間故事來帶出大家的需求性，然後直接告訴大家最正確的三個方法。接著會整理出來目前最新的營養建議，有些章節也附帶著大家最需要的食譜設計。加上針對每一個主題設計的兩道食譜，讓理念落實於餐點中，大家有空也可以動手做做料理，裡面都是很簡單的烹調方式，就可以做出美味菜餚並且減少身體的負擔。

　　其中減重議題總是一直被需要，因為各種慢性病其實都要回歸於體重控制，所以這個議題我著墨最多，帶了幾萬個人的減重班加上減重門診的經驗，我將病人回饋的問題和最想知道的減重疑問整理出重點。而內容中也集結了最新的減重方式及最有幫助的減重原則，並且將我平常最常在媒體說明的原理，條例式、表格化的整理劃出重點給大家。

　　衷心希望這本書可以幫助到大家，我相信將營養衛教簡單化、實用化是對大家身體最好的照顧。

王牌營養師

劉怡里

目錄
Contents

一、這些症狀如何食療

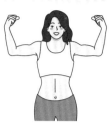

二、如何補充不足的營養素

三、這些食材該怎麼吃

Part —— 1

這些症狀如何食療？

人一初老，不，甚至一出社會，身體就會出現一些小毛病、小症狀。

例如失眠、三高、忘東忘西、體重直線上升……

這些小毛病、小症狀到底吃什麼、怎麼吃，才最健康呢？

失智

肌少症

失眠

高血壓

防癌

減重

能夠預防失智的飲食

大熊的爸爸剛剛屆齡退休，本想以後可以在家含飴弄孫，卻被醫生發現有失智症的徵兆。這下子全家都緊張了起來，因為失智症後期的照護既昂貴又麻煩，大熊開始到處蒐集資料，看到雜誌上寫的失智飲食不要天天吃魚，他楞了一下，「吃魚不是可以變聰明嗎？這雜誌寫得到底對不對？」

🫒 這些都是對的

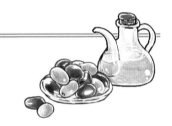

烹調用油選擇植物油
少吃紅肉可防失智
甜食最好少碰

🫒 營養師劉怡里帶觀念

目前有兩種飲食，被確認可以預防失智症，也是我個人相當推薦的：一個是地中海飲食（Mediterranean Diet），另一種是麥得飲食(MIND:Mediterranean-DASH Intervention for Neurodegenerative Delay)飲食。

🫒 地中海飲食法

關於地中海飲食法與失智症相關的研究眾多，其中來自西班牙的研究團隊發現，地中海飲食法對老人可減緩認知功能衰退；而美國哥倫比亞大學的研究成果認為，長期堅持地中海飲食與運動的人，罹患阿茲海默症（一種失智症）的機率低了 32% 到 40%。另外，西班牙還有一份研究「地中海飲食預防醫學研究」，發現這種飲食法可降低心血管疾病風險。

地中海飲食實驗			
研究團隊在 2003 年開始，招募 7447 名西班牙男女（55 到 80 歲，57% 是婦女）。參與者在研究開始時，都沒有心臟病、中風、或其他重大心血管疾病，但是都有一項以上的心血管疾病的風險因子：約一半患有糖尿病、大多數的人過重或肥胖（參與者平均 BMI 是 30 左右）、高膽固醇、高血壓等；而且其中大部分已經服用降膽固醇他汀類藥物、高血壓藥物，或糖尿病藥物。			
受試者隨機分配成 3 組	低脂肪飲食（非地中海飲食）	地中海飲食＋特級初榨橄欖油	地中海飲食＋綜合堅果
飲食內容	吃低脂肪乳製品、麵包、馬鈴薯、水果、蔬菜、較少脂肪的魚	每天食用至少 4 湯匙特級初榨橄欖油（extra-virgin olive oil）	每日食用 30 克綜合堅果
飲食重點	避免油脂、烘焙食品、堅果、紅肉、加工肉類、以及脂肪多的魚類	強調在地傳統飲食使用的特級初榨橄欖油，而不使用油脂工業發達後，普遍使用的精煉橄欖油（refined olive oil）	以富含健康油品的堅果來替代高碳水化合物或高飽和脂肪的零食
「地中海飲食 + 堅果」和「地中海飲食 + 橄欖油」，其重大心血管病發生率（包括：心臟病發作、中風、和心血管病引起的死亡），分別比「低脂肪飲食」少了 28% 和 30%。（經過統計學多變量調整後）			

劉怡里營養師製表

● 什麼是地中海飲食法？

　　地中海飲食法是一種來自希臘、西班牙、義大利南部等地區，也是地中海沿岸的傳統飲食模式。它的基本原則是以吃植物類食材為主，大量吃新鮮水果和蔬菜；以全穀類取代精緻穀物類；多食用堅果、橄欖油等。另外，少吃紅肉、肉製品、加工食品、糖；多喝水。地中海飲食法與健康有關方面的研究，可以搜尋到期刊論文達三千多篇，是證據最充分的飲食法。

　　地中海飲食的特色橄欖油，運用在我們日常飲食中，挑選好的油選擇「單元不飽和脂肪酸」高的油，例如：特級初榨橄欖油、苦茶油、堅果油等；堅果油是指綜合堅果，例如：核桃、杏仁、榛子、南瓜子等可以相互替換。我建議想採用地中海飲食法的人，因國人烹調的習慣多樣性，煎煮炒炸都有，因此最好食用油要多樣化，比如一個廚房最好三種油都準備，三種油就是特級初榨橄欖油、苦茶油和堅果油。

　　冷壓初榨橄欖油可用於涼拌沙拉或是沾麵包；而一般純橄欖油，可以用於水炒菜的料理方式。堅果油，則適用攝氏 80 至 100 度左右的低溫烹調，通常也用在水炒菜的料理方式。水炒菜是用些許油、水跟菜一起放進鍋裡悶一下，注意水不用太多，否則維生素 B 群容易流失。像是坐月子常用的黑芝麻油就屬於堅果油，但是坐月子餐大多要燉很久，營養價值容易流失，建議用好油時要考慮到烹調的溫度與用法。

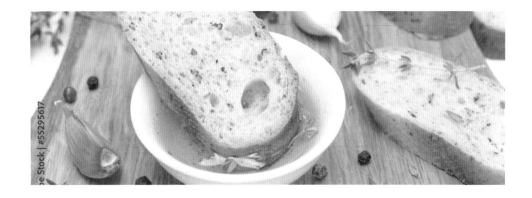

什麼是地中海飲食法？

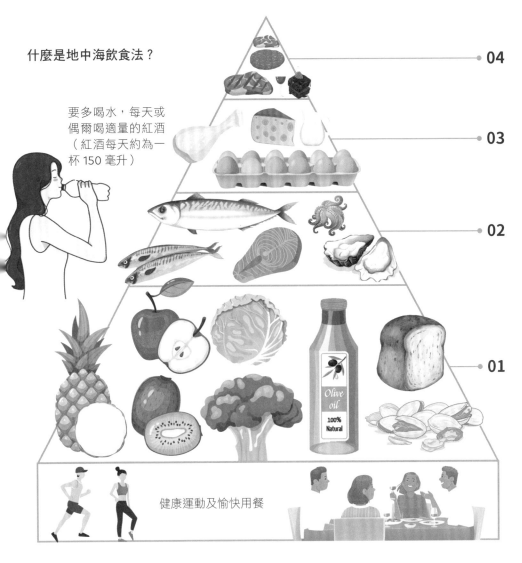

要多喝水，每天或偶爾喝適量的紅酒（紅酒每天約為一杯 150 毫升）

健康運動及愉快用餐

04

03

02

01

01	02	03	04	最低層
水果、蔬菜、全穀、橄欖油、豆類、核果、種子、香草植物等（應該天天食用）。	魚類和海產魚貝類（可以常吃，可一星期2份以上。	家禽和蛋類（家禽一星期2份，蛋類 2-4 顆）和乳製品（每天2份）	紅肉和甜點，紅肉包括：豬肉、牛肉、羊肉（只能偶而為之，每周不要超過2份）。	除了飲食之外，保持足夠的運動和愉快的用餐氣氛，和吃什麼東西一樣重要。

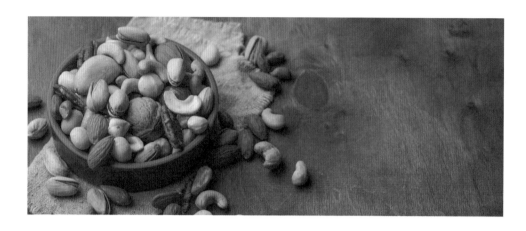

　　談到地中海飲食，常常會引用「地中海飲食金字塔」，使用這張圖有幾個祕訣

- 少加工、少紅肉。
- 多天然、多高纖、富維生素。
- 金字塔愈下面的要吃愈多，愈上面的吃愈少。
- 紅肉跟甜點偶爾為之。
- 主食在底下第一階，就是全穀雜糧，以全穀類為主，還有蔬菜、水果、豆類、堅果、橄欖油。
- 調味上可以用天然香料和香草代替人工調味料。
- 避免精緻麵包、餅乾、蛋糕、甜點、糖果、汽水、奶油。
- 每日限制飲酒量，女性不要超過 1 個酒精當量，男性不要超過 2 個酒精當量；1 個酒精當量等於 360 毫升啤酒、150 毫升葡萄酒或 45 毫升蒸餾酒。

　　對於地中海飲食與國人的飲食習慣的比較，我有一個建議：因為國人吃豬肉的比例很高，所以豬肉是台灣人比較容易攝取到的紅肉，要特別注意。還有國人冬天愛吃羊肉爐，所以也提醒大家，如果你要依照地中海飲食的話，羊肉的分量也要多多注意。

🔘 什麼是 MIND 飲食法？

　　根據芝加哥拉什大學（Rush University）醫學中心的研究報告，MIND（麥得）飲食是一種只需適度遵守就有成效的飲食法；除了減少心血管疾病、中風等的風險，還可以顯著降低罹患阿茲海默症的風險。MIND 飲食法把日常食用的食材分為 15 種，10 種是「健腦食物」，以及 5 種「不健康食物」，像是紅肉類、奶油與人造奶油、起司、甜食、油炸速食食物都屬於不健康食物。

MIND 飲食的重點：

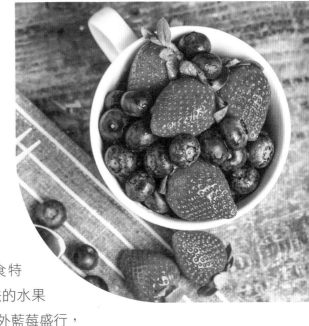

✓ 日常烹調使用「橄欖油」。

✓ 每天至少「三份」全穀類。

✓ 強調「綠色」葉菜類蔬菜。

✓ 特別建議「莓果類」水果，藍莓、紅莓、草莓、覆盆子等。

✓ 蛋白質以「家禽類、魚類、豆類」為主。

✓ 每天「一杯」紅酒 120 c.c.。

　　比較令人在意的，是 MIND 飲食特別點名漿果類水果，這跟一般飲食法的水果建議不同。研究建議吃藍莓，但在國外藍莓盛行，所以取得方便，因此我建議可以把藍莓換成台灣比較多的草莓、桑葚也可以吃到一樣的營養價值。蔬菜上面特別強調「綠色葉菜類」頻率要高。

健腦食物

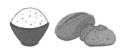 **全穀類（主食）**
1 天至少 3 份

 紅酒
1 天 1 杯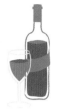

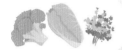 **非綠色蔬菜**
1 天至少 1 份

堅果
1 周至少 5 份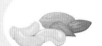

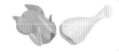 **綠色蔬菜**
1 周至少 6 份

豆類
1 周至少 3 份

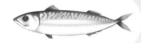 **家禽**
1 周至少 2 份

漿果類
1 周至少 2 份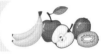

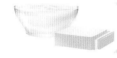 **魚類**
1 周至少 1 份

橄欖油

不健康食物

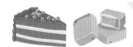 **奶油與人造奶油**
1 天少於 1 湯匙

起司
1 周少於 1 份

 糕餅與甜食
1 周少於 5 份

油炸食物或速食
1 周至少 1 份

 紅肉
1 周少於 4 份

圖／ MIND 飲食法圖示

針對護腦飲食，我設計以「每日飲食指南」分類來推薦台灣常見的隨手可得的幾樣食物，可以提醒自己特別將這些護腦食物規劃進去自己的餐盤喔！

◉ 幫助身體解毒吃這些：

飲食分類	推薦食材	原因
乳品類	牛奶、無糖優格	富含抗氧化的維生素 A、E 和葉酸、菸鹼酸，是預防血管阻塞很好的食材。降低血管性硬化失智症。
全穀雜糧類	紫地瓜、糙薏仁	營養素中膳食纖維、花青素、葉酸、維生素 B 群是天然的抗氧化劑，避免大腦發炎。
豆魚蛋肉類	秋刀魚、蛋黃	秋刀魚中豐富的 DHA 是組成大腦神經細胞膜的重要營養素，有助於大腦活化。而 EPA 可以降低身體的發炎反應，提高抗氧化能力。蛋黃中的卵磷脂可以合成大腦神經傳遞物質乙醯膽鹼，幫助增強大腦的記憶力和學習力，預防失智。

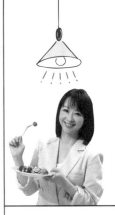

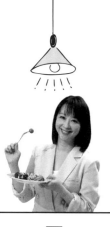

再瞭解多一些！

飲食分類	推薦食材	原因
蔬菜類	地瓜葉、青江菜	這兩樣常見的綠色葉菜類，具備豐富的維生素B群、葉酸、維生素E，尤其是維生素B1和B2可以幫助醣類運用，協助大腦正常運作。
水果類	草莓、桑葚	莓果中的植化素，有高含量的花青素、類黃酮等成分，是很強的抗氧化劑，降低並修復大腦受到自由基的攻擊。
油脂與堅果種子類	苦茶油、酪梨	除了橄欖油之外，這兩款油脂，單元不飽和脂肪酸和維生素E也都很豐富，可以降低壞的膽固醇，維持好的膽固醇。

劉怡里營養師製表

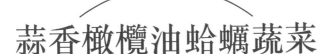

蒜香橄欖油蛤蠣蔬菜

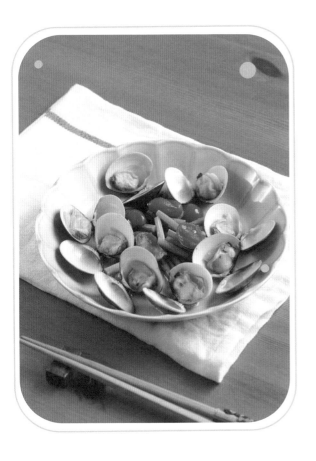

材料

MATERIAL

蛤蠣	300 克
橄欖油	1 大匙
蒜頭	2 瓣
蘆筍	10 支
小番茄	6 顆
鹽	適量
黑胡椒	適量

作法

PRACTICE

01 蒜頭切末。蛤蠣泡水吐沙；小番茄切半。蘆筍去粗皮、切斜段。

02 低油溫爆香蒜頭，加入蘆筍煎一下。

03 加入蛤蠣、水煮滾後蓋鍋悶蒸至蛤蠣打開。最後下小番茄、鹽、黑胡椒拌炒一下即完成。

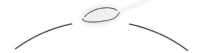

優格堅果醬杏鮑菇溫莎拉

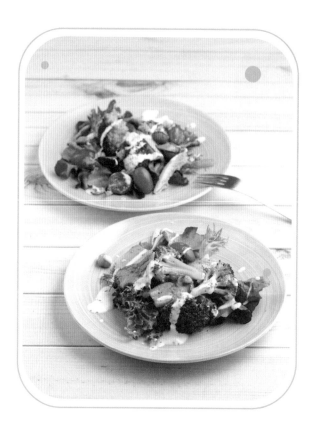

材料
MATERIAL

杏鮑菇	1 支
花椰菜	50 克
小番茄	5 顆
生菜	50 克
優格	3 杯
堅果	5 顆
橄欖油	1 大匙
鹽	適量
黑胡椒	適量

作法
PRACTICE

01　杏鮑菇切薄片；花椰菜洗淨切小朵；小番茄對切；生菜撕片狀。

02　優格加檸檬汁、橄欖油、鹽、黑胡椒攪拌均勻。

03　乾鍋將杏鮑菇煎出水，下花椰菜、小番茄、堅果稍微拌炒。

04　溫熱的蔬菜搭配生菜及優格擺盤即完成。

你有肌少症嗎？

俊昊停下腳步：「老婆，你怎麼愈走愈慢，累了嗎？」若瑤慢慢跟上：「是你走太快了。」俊昊牽起她的手，「你以前可是健步如飛，讓我追得好辛苦呢。」想起兩人退休都快 10 年了，看著影子，怎麼今天老婆的小腿看起來特別瘦？雖然人老了會瘦一些，不過……

 這些都是對的

\# 年紀愈大要多吃蛋白質
\# 年輕人也有肌少症
\# 善加利用輔助乳清蛋白

 營養師劉怡里帶觀念

在現實生活中，國人蛋白質的攝取，發現年紀愈大就攝食的愈少；因為於傳統觀念裡，總是認為年紀愈大，就不需要吃太肉，第一是怕動物性的飽和脂肪酸太多造成心血管疾病和三高，想要清淡健康一點；第二是擔心牙口不好，咬不動了。但是，大多數人不知道的，是老年人身體對蛋白質的飲食攝取量，應該比年輕時候要多！！

另一個你所不知的，是有研究指出，一般人在 40 歲以後，肌肉量會以每 10 年減少 8％的速度流失；70 歲後則以每 10 年減少 15％的速度加速流失，而且年紀愈大，退化的速度愈快。因為人體有蛋白質合成及蛋白質分解的機制，但是老年人的蛋白質分解速度要比合成快得多，這就是肌少症的開始。

面對隨著年齡到來的肌少症，我對蛋白質的建議攝取量，是正常成年人

每公斤體重攝取 1 克。隨著年紀漸長，以往對長者的營養建議，大多是每公斤攝取 0.8 克，現在所有的人都應該把觀念改過來，應該要達到每公斤體重應該攝取 1.2 克才夠，並且要伴隨足夠的運動，才能減少肌少症跟肌肉衰弱的產生。

🐾 肌少症上身了

什麼時候發現自己有以下的症狀？

做家事抹布扭不乾；過去可以轉開玻璃罐、寶特瓶，現在要叫人幫忙；或是過馬路，明明是相同的路口，以往快快通過，現在紅燈亮了才走一半；如果年紀再長一些，無法一次從椅子上站起來，還要扶桌子、椅子扶手。

這些現象正好符合「亞洲老年肌少症工作小組」對肌少症的診斷：肌肉質量減少、肌肉力量降低、體能表現變差。

🐾 年輕人也有肌少症？

肌少症大部分是老人家，但不見得是老化症狀，也不侷限在長輩身上。台灣的調查，依照亞洲肌少症診斷共識標準，台灣 65 歲以上長者罹患肌少症的盛行率約達 6.8%，相當於全台約有超過 20 萬名老年人正面臨肌少症威脅。另外的數據也指出，根據國內流行病學統計，65 歲以上國人罹患肌少症比例為 7-10%，80 歲以上男性罹患率更高達近 30%；因此，50 歲以上的民眾不可不慎。

但我還是要強調，雖然看似這是老年人的疾病，但是只要肌肉量減少、肌力降低、活動能力變差，中壯年都可能是肌少症高風險群。肌少症長者大多是蛋白質攝取量不足，而年輕人可以從幾個方面探討。

不運動加上久坐不動，肥胖族群或是飲食習慣錯誤、攝取非優質蛋白質。例如：喜歡吃油炸的肉類；錯誤減肥，只吃蔬菜水果；只吃早、午餐，晚餐

基層醫療或社區預防保健服務　　急、慢性健康照護或臨床研究

小腿圍：男 <34cm；女 <33cm 或 SARC-F ≧ 4 或 SARC-CalF ≧ 11	**個案篩選**

個案篩選

有下列任一狀況：
功能下降或失能、非刻意體重減輕、憂鬱
情緒、認知不良、反覆跌倒、營養不良、
特定慢性狀況（心臟衰竭、慢性肺氣阻、
糖尿病、慢性腎臟病等）

無上述狀況者：
★小腿圍（男< 34cm，女< 33cm）
★或 SARC-F ≧ 4
★或 SARC-Calf ≧ 11

肌力
握力
男 <28 kg
女 <188 kg

或

體能表現
五下坐站測驗：
≧ 12 秒

肌力：握力：男 <28 kg；女 <18 kg

體能表現
六公尺步速：<1 公尺 / 秒
或五次起立測驗：≧ 12 秒
或 SPPB：≦ 9

可能肌少症 ──────▶ **診斷**

肌肉量
DXA 測量：男 <7.0kg/m² 女 <5.4 kg/m²
或 BIA 測量：男 <7.0kg/m² 女 <5.7 kg/m²

**飲食及運動為基礎
生活型態調整**

肌少症
低肌量 + 弱肌力
或體能表現差

嚴重肌少症
低肌量 +
弱肌力且體能表現差

資料來源 :2020 年第 64 卷第 7 期台北市醫師公會會刊

不進食；是夜班工作者或防曬過度等等，這些都是影響因素。

還有吃素的族群，吃全素的族群，蛋白質大宗來源只剩下黃豆、黑豆、毛豆類和其製品，牛奶跟蛋都沒有，因為來源攝取有限，蛋白質的量不足就是個問題。另外，不運動的族群會肌肉流失、脂肪量增加，到了一定程度就是肥胖，肥胖者的脂肪量高，相對脂肪量高肌肉量就減少。

表 年輕人罹患肌少症原因

1. 缺乏運動習慣　2. 隨便減肥　3. 長期茹全素　4. 肥胖者

肌少症表面上看起來只是一個肌肉量少的問題，有人說走不快又沒大關係？但是肌少症影響到的疾病可不少。例如：肌少症可能導致跌倒腳骨折，開刀復原機會比較低，會有下肢功能問題，甚至沒辦法行走、臥床。所以臨床上，肌少症可能會產生後續的健康問題有很多，例如：失能、代謝症候群、心血管疾病，也會增加住院與死亡的風險。

🐌 肌少症不只有補充蛋白質

如果已經有肌少症，或是想補充足夠蛋白質，來幫助減少身體的肌肉流失，在營養學上有幾個重點，多攝取蛋白質、白胺酸、維生素 D、維生素 B 群等營養素，另需增加持續性的阻抗運動。

舉例來說，60 公斤的銀髮族，每日所需要的蛋白質克數跟蛋白質食物選擇分配計算：

長輩每公斤體重補充 1.2 克蛋白質

一日總蛋白質克數是 60x1.2=72g。

但是要扣掉全穀雜糧類和奶類中的蛋白質，才能換算每餐中的「豆魚蛋肉類」的份數。

預估全穀雜糧類中蛋白質的克數：

(早餐) 兩片吐司，蛋白質 2x3 份 =6g

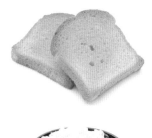

(午餐) 八分滿的飯，蛋白質 2x3 份 =6g

(晚餐) 八分滿的飯，蛋白質 2x3 份 =6g

小計：**18g**

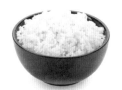

一天 1.5 杯奶

蛋白質 8x1.5 份 =12g

總蛋白質克數 72-18(全穀雜糧類)-12(1.5 杯奶)=42g

　　將 42g 蛋白質 /7g(每一份豆魚蛋肉類食物預估 7g 蛋白質)=6 份
所以每天需要攝取 6 份的「豆魚蛋肉類」。

換算：

1 份豆魚蛋肉類

=3 指寬 (食指 + 中指 + 無名指)

=35 克的魚肉、雞肉

=4-6 隻蝦子

=1 顆蛋 =2 平匙煮熟的碎肉

=4 小格板豆腐

= 半盒嫩豆腐

=260 毫升豆漿

=2 塊豆干

=1/3 碗的毛豆

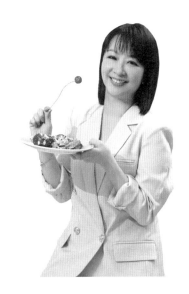

🐟 肌少症飲食重點

❶ **蛋白質**：建議選擇「完全蛋白質」來源的食物，豆魚蛋肉類和奶製品這兩大類，才是主要提供完全蛋白質的來源，身體吸收利用率高。

表 蛋白質分類：

蛋白質分類	
完全蛋白	身體吸收利用率很高 • 肉、魚、雞、蛋、牛奶（動物性為主）
部分完全蛋白	• 某一兩種必需胺基酸不足 • 植物性蛋白質，主要為五穀雜糧 • 稻米中缺乏離胺酸、黃豆缺乏甲硫胺酸（必需胺基酸之一）。舉例搭配：饅頭＋豆漿、米漿＋豆漿
不完全蛋白	• 必需胺基酸缺少或是量不足 • 雞腳、燕窩、動物蹄筋、筋皮、魚翅

劉怡里營養師製表

研究建議增加蛋白質合成吸收有方法可循：

第一，**蛋白質要平均在三餐攝取**：有些老人家早餐有吃，中餐可能因為家裡只有兩個人所以沒吃，或是只有吃點稀飯清粥；表示中餐就幾乎沒有蛋白質，直到晚上全家一起晚餐，才會吃好一點。所以建議肌少症的人平均每餐都要有蛋白質。

第二，**如果真的有困難，盡量在白天攝取，因為白天蛋白質的吸收比較好**。晚上活動量低，合成蛋白質的效率也比白天差。至於茹素的人，因蔬菜中只有一點點蛋白質，除了豆類，可以多吃一點堅果、菇類來補充。

第三，研究中發現，**動物性蛋白質合成肌肉的速度，會比植物性蛋白質快**。但是其實也可以平均分配攝取，較營養健康。

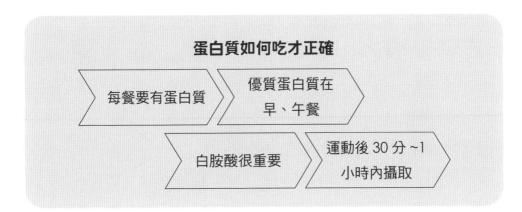

蛋白質如何吃才正確

每餐要有蛋白質 ＞ 優質蛋白質在早、午餐

白胺酸很重要 ＞ 運動後 30 分 ~1 小時內攝取

❷ **白胺酸：** 無論年輕人、長者，長肌肉就是需要胺基酸，而長者則需要特別補充白胺酸。有研究顯示，所有的胺基酸中，白胺酸最能有效且直接幫助肌肉合成。日常飲食中補充足量的白胺酸，尤其運動後補充可顯著增加肌肉蛋白質的合成，逆轉老化所造成的肌肉流失。

白胺酸（leucine）、異白胺酸（isoleucine）和纈胺酸（valine）這三種胺基酸，我們稱為「支鏈胺基酸（branch chain amino acid, BCAA）」，支鏈胺基酸是骨骼肌胺基酸的主成分，促進肌肉生成；其中以白胺酸合成肌肉效率是最高的。

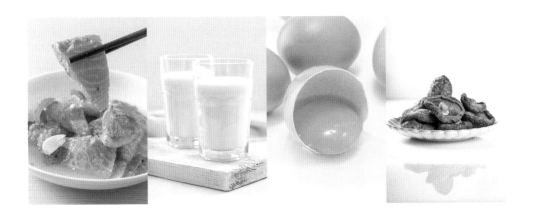

表 白胺酸含量豐富的食物

食物	分量	含量（毫克）
低脂乳酪（起司）	100 克	2199
鮭魚	100 克	2076
火雞肉	100 克	1816
牛腱	100 克	1812
雞胸肉	100 克	1793
鮪魚生魚片	100 克	1574
虱目魚	100 克	1558
黑豆	50 克	1365
豬里肌肉	100 克	1343
小卷	100 克	1235
毛豆仁	100 克	1075
去殼南瓜子	30 克	686
低脂牛奶	240 毫升	667
低脂優格	210 克	630
熟花生	30 克	624
雞蛋	一個（55 克）	609
杏仁果	30 克	407

劉怡里營養師製表

白胺酸的來源，除了前面（表／白胺酸含量豐富的食物）所中所提到的食物，還有最近很流行的運動完後吃的「乳清蛋白」，它是由牛奶中提取出來，相當方便的配方。以前都覺得這東西好像是運動健身人才吃的，現在長輩、肌少症、減肥的族群，都可以諮詢營養師搭配餐點運用。

我有一個營養門診的對象，是 60 歲出頭的保險業務，有糖尿病史，他要控制血糖，但是本身有肌少症的風險，想要增加肌肉量。因為平常外食很難選擇食物，我給他的營養處方建議，就是三餐其中一餐補充適量的乳清蛋白，效果還蠻好的，血糖也穩定下來。

在前面案例中，我設計的菜單是把乳清蛋白粉加在早餐中，加入豆漿裡，豆漿也是優質植物性蛋白質，相得益彰。如果要計算蛋白質的量，市售蛋白粉通常 10g 重量，算是一份蛋白質（約等於一顆蛋），但是還是要看各品牌的營養標示計算才準確。

❸ **維生素 D**：維生素 D 是另一個可以預防肌少症的營養素，維生素 D 除了可促進鈣質吸收、調節骨骼生長、增加骨質密度；對於肌少症的幫助，是維持肌肉的正常功能，可強化肌肉纖維的厚度，減少因為肌少症和骨質流失而造成的骨折。

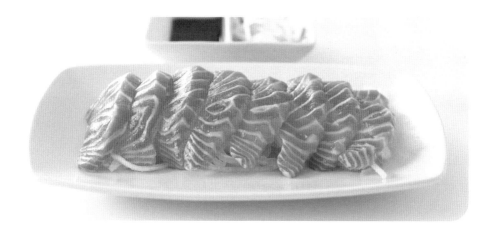

坊間常説日曬補充維生素 D，也是我最建議的方法之一，每天日曬 15~20 分鐘、要太陽直曬、手腳都要曬到，就可以合成足夠維生素 D。如果日曬不足，可用飲食補充，常見的維生素 D 食物來源有 4 種，包括：鮭魚、牛奶、蛋黃、乾香菇。

增加肌耐力飲食

白胺酸	雞胸肉、牛奶、鮪魚、毛豆
維生素 D	陽光、鮭魚、蛋黃、鰻魚
維生素 B 群	茼蒿、花椰菜、小麥胚芽、開心果

🦛 阻抗運動好肌力

　　預防肌力、肌肉流失和降低脂肪，我建議可做「有氧運動」+「阻抗運動」；運動的重點在有規律、長期持續地做，才能維持肌肉和肌力。

　　室外可選擇慢跑、健走、游泳、打太極拳等，都是不錯的運動；如果在室內，可踩健身車、走樓梯、抬腿、毛巾操、拉彈力繩等等，詳細情況需可以請教復健科醫師來協助幫忙。

　　如同大家常説的「要活就要動」，愈活動的人愈健康，我鼓勵所有的人都應該多活動、多運動，並且從年輕開始，保有肌力與肌肉，而且運動相對也能讓心靈層面得到放鬆。

(一) 蛋白質的補充須因「對象」而異？

表 蛋白質的補充差異

對象	建議每日每公斤體重攝取 蛋白質 (克)
成年人	1
一般老年人 (65 歲以上)	1.2
第四、第五期的慢性腎臟病患	0.8
洗腎病患	1.2~1.4

劉怡里營養師製表

(二) 一日肌少症食譜設計

設計 60 公斤銀髮族，1600 大卡
每公斤體重蛋白質 1.3 克。

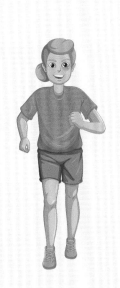

肌少症日常主要營養補充：

1. **蛋白質**：牛奶、豆漿、乳清蛋白
2. **白胺酸**：
   葷食：雞蛋、牛肉、雞肉、乳酪、淡菜
   素食：鷹嘴豆、南瓜子、海藻
3. **維生素 B6**：黑豆、小麥胚芽、雞里肌肉、
   蒜苗、紅辣椒、蟹腳肉、開心果
4. **維生素 D**：鮭魚、鯖魚、蛋 、乳製品等，或是維生素 D 營
   養補充劑。

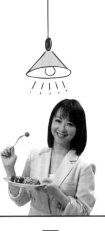

預防肌少症食譜：

1621 大卡，碳水化合物 50.1%，蛋白質 20.5%，脂肪 29.4%

早餐：全麥饅頭一個 + 豆漿一杯 240CC+ 水煮蛋一顆

早點心：無糖優格 50CC+ 芭樂半顆

午餐：糙米飯 8 分滿（150 克）+ 煎鮭魚 70 克（手掌大）+
綠色蔬菜一碗（200 克）

午點心：全脂鮮奶一杯 240CC+ 橘子一顆

晚餐：麵 1.5 碗（150 克）+ 煎雞里肌肉 30 克（半個手掌大）
+ 一塊滷豆腐（80 克）+ 蔬菜一碗（200 克）

(三) 一日外食族增肌補鈣食譜：約 1600 大卡

主要營養素：

1. 蛋白質（白胺酸）
2. 維生素 B 群（vit B6）
3. 維生素 D
4. 維生素 K
5. 鈣、鎂

表 蛋白質的補充差異

增肌補鈣食譜	
早餐	全脂牛奶 240ml、鮪魚蛋三明治
早點心	香蕉中型 1 條
午餐	鮭魚定食套餐（胚芽飯八分滿 150 克、鮭魚 1 塊 35 克、煎傳統豆腐 1 塊 80 克、炒綜合菇 1 盤）、橘子 1 顆

午點心	黑芝麻優格 100ml、冷凍毛豆一碗
晚餐	五穀飯 1 小碗（100 克）、滷小雞腿一隻、涼拌黑木耳 1 碗、大蒜炒菠菜 1 碗、味增豆腐湯

劉怡里營養師製表

銀髮族預防肌少症，蛋白質攝取量兩大重點簡單記

- 每天早晚 1.5~2 杯奶，分開時段喝，1 杯是 240 毫升。

  可以選擇全脂奶，或是用乳製品奶粉、優格、優酪乳、起司替換。

- 每餐要有兩份「豆魚蛋肉」類

  半個掌心大就是一份豆魚蛋肉類

一份蛋白質是多少（1 份計算方式約半個手掌心大小）

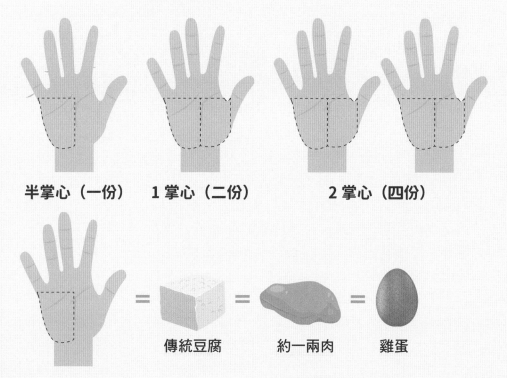

半掌心（一份）　1 掌心（二份）　　　2 掌心（四份）

傳統豆腐　　約一兩肉　　雞蛋

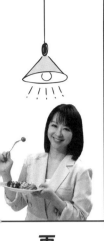

簡單幾個居家方法，檢測自己是否有肌少症的風險

測量小腿肚圍：

　　手指四指測量：肌少症的人會比較瘦，可用雙手大拇指與食指環住非慣用腳的小腿肚最厚處測試程度，測量剛好圈住小腿肚，代表中度肌少症風險增加；若是可以圈住小腿肚，還有多出空間，代表高度肌少症風險增加。

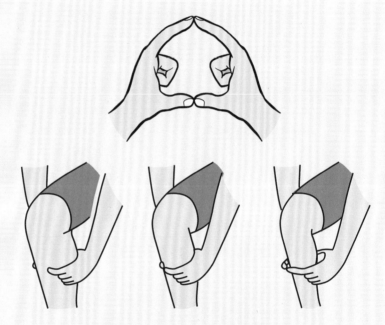

圖／日本的肌少症四指測量

　　皮尺側量：以皮尺量測小腿最粗的地方，男性若是 <34公分、女性 <33 公分，罹患肌少症機率高，需要再進一步評估確診。

椅子測量法：

　　在家選一張穩定牢固的椅子，雙手抱胸，然後連續起立坐下 5次，時間在 12 秒內完成才算合格，代表肌肉的質量是夠的。

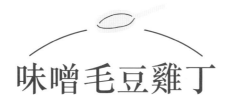

味噌毛豆雞丁

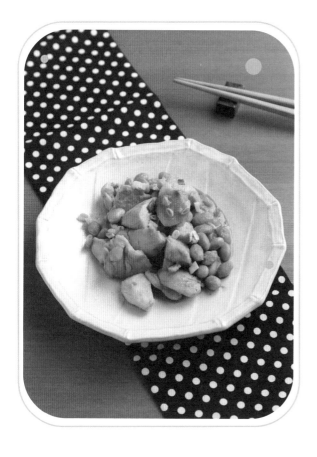

材料

MATERIAL

去皮雞胸肉	120 克
毛豆	120 克
味噌	60 克
蔥花	20 克
糖	5 克
料理酒	10c.c.
熟白芝麻	2 大匙

作法

PRACTICE

01　雞胸肉切好入口大小，加入味噌、糖、料理酒、白芝麻拌勻醃漬 15 分鐘。

02　熱油鍋，放上雞胸肉煎外層變色。

03　續下毛豆，將食材炒熟，盛盤後灑上蔥花即完成。

抹茶香蕉高蛋白奶昔

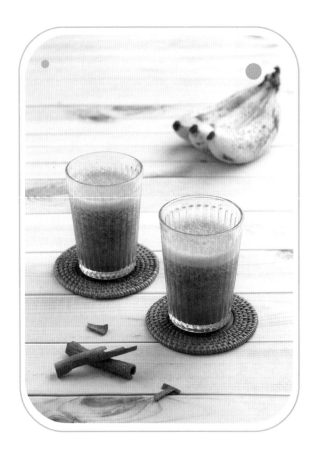

材料

MATERIAL

高蛋白粉	40 克
冷凍香蕉	半根
蘋果	50 克
抹茶	1 小匙
肉桂粉	適量
水	200c.c.

作法

PRACTICE

01　所有材料放入果汁機攪打。

擺脫黑眼圈，不再睡不好

診間故事

又是業務最忙的季節，佳涵幾乎天天都要加班到晚上 11 點，消夜都快變成正餐了。這兩天她回家吃了消夜準備上床休息，卻是「煎魚」翻來覆去，到早上 6、7 點都睡不著。

隔天，佳涵跟同事小甄、惠姊抱怨沒睡好、上班沒精神；小甄跟她說，別太晚吃東西，會睡不好；惠姊問她消夜是不是吃新口味的辣泡麵？「吃辣的會不好睡喔！」惠姊這樣說。

佳涵聽了一頭霧水，睡前到底多久前吃消夜比較好、還有吃什麼可以幫助入眠呢？

🍅 這些都是對的

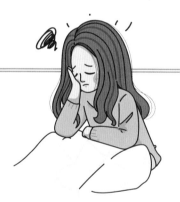

喝酒不能幫助睡眠

稍微運動好好睡

睡前 2 小時吃消夜

🍅 營養師劉怡里帶觀念

如果晚上睡不好，大家或許會先想到精神壓力大。不過，難以入睡有可能只是吃了不好睡的東西喔！

想解決失眠問題，可以先觀察一下自己的晚餐吃了什麼，是不是有吃到「產氣食物」。例如：生大蒜就是其中一種，如果戒掉它，晚上好好睡的話，那原因可能就是它了。

除了有妨礙睡覺的食品，那有沒有讓人一覺到天亮的食物呢？當然有幫助入眠的好食物喲！

睡不好可能是吃了這些……

晚上餓了到底要不要吃消夜？這個問題想必困擾了很多人。我並不鼓勵吃太飽後睡覺。但是有人會因為餓而睡不著，我們在希望有良好睡眠的前提下，追求營養均衡也是要生活化、人性化嘛，所以如果你真的會餓到睡不著，只是偶爾吃、頻率不高，可以照著我的建議吃消夜。

消夜後 2 小時再睡

如果是做夜班的朋友，或加班太忙了，回到家真的很想吃消夜，如果是在 10 點吃消夜，我會建議隔 2 個小時後再睡，等到食物消化完畢，也就是 12 點睡覺，這樣較不影響睡眠。

為什麼要隔 2 個小時後再睡？正常人每 4 小時會飢餓一次，例如早上 8 點吃早餐、12 點吃中餐、照理應該 5 點肚子餓，但是現代人沒有那麼早吃晚餐，至少會到 6 點才進食。

而身體的消化系統，大約是吃完後 2 小時，就會消化完畢，如果是老人家消化比較慢，也最少是 3 小時後，全部消化完畢。因此，我們把用餐時間也考慮進來，晚餐 6 點吃到 7 點，那最晚 10 點就會消化完。如果你 12 點睡覺，所以適合吃消夜的時間在 10 點前。另外，我建議吃完消夜可以在家中走一走。

有些人會說：「不會啊，我吃很快就睡著了。」但那是因為年輕，等年紀漸長，就有可能會發生胃食道逆流或胃潰瘍的狀況。有些人常常吃飽就睡，雖然沒有不適，因為有的病人耐受性很高，對疾病的徵狀沒有感受，，但若是一旦做檢查，就會發現有胃潰瘍的問題產生。

消夜別吃太油

消夜我建議吃清淡一點、不要太油膩，什麼叫做清淡？就以單純的碳水化合物，或是易消化的流質為主。例如有的人會吃片烤土司、一碗水果，這

都是可以的，或是喝一點豆漿、一碗小米粥也不錯，我會推薦黑芝麻豆漿，黑芝麻含鈣、豆漿含色胺酸，不會因豆漿脹氣的人就很適合。

　　為什麼不要吃太油膩的食物？因為油脂會延緩胃排空的時間，所以食物會在你的胃中停留比較久，喝流質食物可能一到一個半小時就消化完畢，但如果你吃鹽酥雞或泡麵等油脂較高的食物，可能要超過 2 小時後才消化完畢，不僅影響睡眠，還會把睡眠時間點往後拉，占用你寶貴的休息時間。

這些會讓你失眠

　　有些食品可能會讓你整晚「煎魚」翻來覆去，像是「產氣食物」，例如：生洋蔥、生大蒜、辣椒、綠花椰等等，

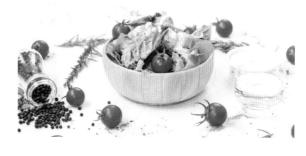

甚至只要晚餐吃到就會讓你睡不好，或是失眠。但是每個人對產氣食物的反應都不同，也可以說人的耐受性或敏感度「因人而異」，有的人吃一點就覺得不舒服，有的人要吃一碗才有反應。像是洋蔥、大蒜、辣椒，通常都是放在佐料裡面，我遇過有病人特別敏感，晚餐加一點就影響睡眠了。

　　常有人說睡前喝咖啡、茶、能量飲料飲料等也會睡不著，而喝酒會比較好睡；確實酒精對某些人來說有麻醉的效果，但實際上酒精會讓人「睡了等於沒睡」。有的人睡前喝酒會睡得好，但那只是短暫性的，酒精對某些人有麻醉的功能，但喝酒會睡不熟，無法進入深度睡眠。

　　另外，小孩子原本是最好睡的，可是如果不小心吃到色素、香精、糖，晚上會精神亢奮、睡不著或是過敏，許多市售糖果、餅乾都有加這些，最好避免給小朋友食用。有的成人吃到這些也有反應，但反應不同，像是出蕁麻疹、莫名發癢等過敏症狀，因皮膚的問題會影響睡眠。

表 哪些習慣會導致睡不好？

1. 晚餐太晚吃或是不吃
2. 睡前一小時進食
3. 睡前一小時內飲水量太多
4. 睡前太餓
5. 睡前運動太激烈
6. 晚餐吃難消化的食物，例如：糯米類食物

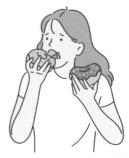

劉怡里營養師製表

表 哪些食物會讓你愈吃愈難睡？

1. **糯米類**：肉粽、米糕、麻糬、湯圓、年糕等
2. **油炸食物**：鹽酥雞、甜甜圈、炸雞翅等
3. **產氣食物**：生洋蔥、辣椒、生大蒜、大白菜、地瓜、綠花椰菜、辛辣食物等
4. **飲料**：咖啡、茶、能量飲料、酒精、奶茶、果汁
5. **甜食**：可可粉、巧克力、蛋糕、餅乾等（含色素、香精、精製糖）

劉怡里營養師製表

助眠的營養素

　　好多人會說喝溫牛奶好好睡，這是確實的。大約 6 成到 7 成的人喝溫牛奶可以促進睡眠，還有香蕉、豆漿、雞肉等等，這些都是幫助你安眠的好東西。我也建議可以從晚餐開始就攝取雞肉、豆類等，因為這些食物分別富含：色胺酸、GABA、鈣等營養元素，其中色胺酸、GABA，助眠功效甚為重要。

色胺酸

　　色胺酸是一種胺基酸，在人體內會合成為血清素，血清素是一種腦內啡，就是會讓人愉快的物質，會讓精神放鬆、舒服，適量可以助眠。像是有的人

會說運動完會覺得快樂，那是因為運動也會分泌血清素，但是分泌太多會亢奮，像是剛激烈運動結束，反而難以入睡。

怎麼吃到色胺酸？例如：葵花子、芝麻、南瓜子、牛奶、香蕉、雞肉、豆腐、豆漿等，都可以從晚餐就開始補充。但有人會說我喝牛奶都沒有效果，無效的原因之一可能是他有乳糖不耐症，喝了會脹氣、不舒服，這些人就不適合喝牛奶。有的人喝冰牛奶，有人說溫牛奶，其實溫的跟冰的色胺酸都不會流失，可以按個人喜好，只要不會脹氣、不舒服就能喝。

澱粉

尤其在晚餐吃點「好的澱粉」，除了可以防止過度飢餓，想吃消夜，澱粉也會幫助色胺酸形成，所以是助眠的好朋友。因此，可以吃半碗的澱粉，例如：糙米、薏仁、地瓜、蕎麥麵等。

GABA

能使神經細胞安定，調節生理機能，有助於穩定血壓和情緒，使身體更放鬆，改善睡眠品質，建議的食材有：番茄、南瓜、黃瓜、茄子、泡菜、糙米、味增等。

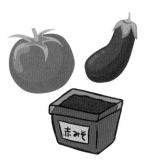

花草茶

花草茶中有一些植化素，有助於神經放鬆，讓情緒愉悅和幫助消化，都可以提升睡眠品質，建議可以攝取一些，例如：洋甘菊、薰衣草等。

鈣

鈣也是助眠的重點營養素，因為鈣會讓血管放鬆。有些懷孕的媽媽容易腳抽筋、睡不好，醫生就會請她晚上吃鈣片；因為鈣除了幫助造骨，還能維持血壓的控制和調節。譬如高血壓患者，我也會建議多補充鈣，血管放鬆，

血液循環就會比較好，自然比較好入睡，所以很多保健食品建議晚上補鈣。
希望有個好夢的朋友一樣可以在晚餐時吃含鈣的食物。

表 日常飲食中主要鈣來源

含鈣量（毫克）	食物名稱	份量
350mg 以上	高鐵鈣脫脂奶粉、高鈣脫脂奶粉、高鈣高纖脫脂奶粉、脫脂即溶奶粉	25 克（約 3 大匙）
	脫脂高鈣奶粉	240cc
300~349mg	奶蛋白、低脂奶粉、補體素	25 克
	起司（Swiss、Mozzarella 半脫脂、Cheddar）	1.5 盎司（約 40 克）
	野莧菜	100 克
250~299 mg	羊奶粉	25 克（約 3 大匙）
	高鐵鈣脫脂奶粉、全脂鮮乳、低脂鮮乳、低脂保久乳、半奶保久乳	240cc
200~249 mg	高纖奶粉、高鐵奶粉、全脂（即溶）奶粉	25 克
	全脂保久乳、高鈣高蛋白鮮乳	240cc
	起司（Blue、全脂 Mozzarella）	1.5 盎司
	黑芝麻	15 克
	小魚干	10 克
	芥蘭、黑甜菜、山芹菜	100 克

含鈣量（毫克）	食物名稱	份量
120~199 mg	果汁奶粉	25 克
	草莓優酪、高鈣調味乳、脫脂保久優酪乳、原味優酪乳	240cc
	黑芝麻粉、芝麻醬	15 克
	蝦皮	10 克
	旗魚鬆	35 克
	紅莧菜、莧菜、綠豆芽、紅鳳菜	100 克

資料來源：行政院衛生署／美國農業部營養成份資料庫

食物大致上，每 100 克含鈣量 300 毫克以上，就算是含鈣比較高的，有的鈣含量表，會看到梅乾菜、高麗菜乾等醃漬類，這些食材我就不建議食用，因為它們都不是太健康的食物。此外，日式炸豆皮、油豆腐、豆棗這些炸過的豆類製品，因為油脂太多，也是不建議的。

表 可助眠消夜的建議

香蕉牛奶、黑芝麻豆漿、黑芝麻牛奶、杏仁豆漿、白木耳蓮子紅棗湯、地瓜粥、味增豆腐湯、牛番茄飲。

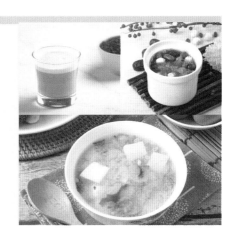

表 **可助眠晚餐的選擇**

1. 雞胸肉生菜沙拉
2. 鮭魚日式定食
3. 小米清粥
4. 炒芥藍菜

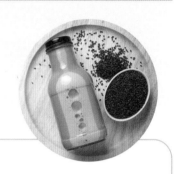

TIP

晚餐六大助眠食物

- **雞肉**：晚餐選擇雞肉料理，其中富含的色胺酸，可以在身體製造血清素，讓你心情放鬆有良好的睡眠品質。
- **胚芽米**：優質的澱粉可以刺激胰島素分泌，也會幫助色胺酸形成，所以是助眠的好朋友。
- **牛奶**：每天早晚一杯牛奶是補充鈣質重要的來源，尤其晚餐後的牛奶，裡面富含的鈣質可以穩定神經，放鬆血管，消除一天的疲勞。
- **秋刀魚**：針對工作疲勞或容易焦慮睡不好的族群，秋刀魚中的 omega-3 脂肪酸，可以提升睡眠品質，降低身體的發炎。
- **黑芝麻**：每天 2~3 匙的黑芝麻，裡面珍貴的芝麻素，可以修復身體，提高睡眠品質。
- **菠菜**：含有豐富的麩胱甘肽，是修復肝臟的重要元素，也是很強的抗氧化劑，可以讓我們的身體排除毒素，準備進入睡眠模式。
- **牛番茄**：根據北醫大學保健營養學系研究團隊的研究，發表在國際知名營養學期刊《臨床營養學》（Clinical Nutrition)。牛番茄富含褪黑激素，人體試驗，每天睡前 2 小時吃 250 公克、約 2 顆 ~2 顆半的牛番茄，可以切成薄片，或是打成番茄汁飲用，連吃 2 個月後，可顯著改善睡眠品質。

晚上喝中藥燉湯會不會影響睡眠？

很多人秋冬之時，會幫家人燉補湯品。有一天下午我幫弟弟燉「黃耆紅棗枸杞湯」，黃耆是中藥裡面類似維生素 B 群的成分，湯裡沒放雞肉，他當天亢奮整晚睡不著。

之後，我就會問失眠的病人，晚上有沒有吃中藥？因為有的中藥是補氣的，家人可能去市場或中藥店買一包中藥，也不曉得裡面的成分就拿去燉湯。我建議向中醫師詢問清楚後再買，或是請中醫師幫你開立符合個人體質、需求的藥方。

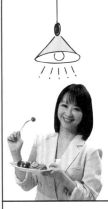

日本人消夜喜歡吃茶泡飯，適合嗎？

日本人用茶或高湯把飯泡軟了，其實有點像台灣人吃的稀飯。想要清淡飲食，也可以建議吃清粥小菜，例如小米粥或清粥，加點雞蛋料理、蔬菜，有安神的作用，也好消化。

做什麼運動可以助眠？

依據個人體質會有不同情況，當你睡前做一點瑜伽、伸展類的運動或快走半小時，會比較好睡，那就適合當你睡前的運動。那如果晚上去跑步、健身或是夜跑，回來洗了澡還覺得精神亢奮，就不適合。瑜伽通常都會比較助眠，若是比較偏向有氧的運動，就要看個人體質適不適應。

喝點小酒，可以助眠？

喝了酒確實容易昏昏欲睡，但是那只是淺睡，反而影響睡眠品質，也容易造成頭痛或是依賴酒精入睡的問題。更危險的是，提醒有吃安眠藥習慣的人，千萬不要喝酒吃安眠藥，會影響到生命安全喔！

番茄小松菜汁

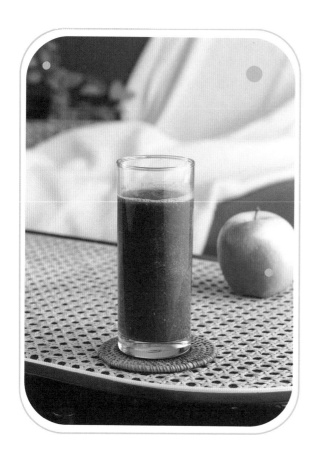

材料

MATERIAL

大番茄 ……………… 200 克
小松菜 ……………… 50 克
蘋果 ……………… 100 克
蜂蜜 ………… 少許 (可不加)

作法

PRACTICE

01　小松菜汆燙後放涼。大番茄汆燙。

02　小松菜、蘋果、大番茄、蜂蜜放入果汁機攪打。

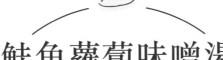

鮭魚蘿蔔味噌湯

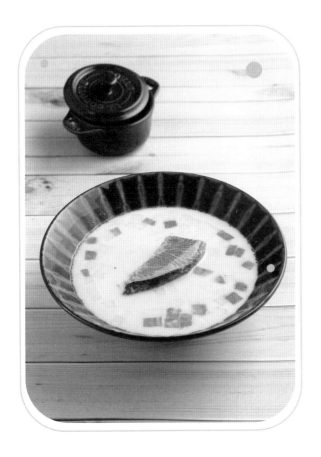

材料

MATERIAL

鮭魚 ················ 120 克

白蘿蔔 ·············· 5 公分段

紅蘿蔔 ·············· 5 公分段

鮮奶 ················ 100c.c.

昆布高湯 ············ 300c.c.

味噌 ················ 1 大匙

作法

PRACTICE

01 紅白蘿蔔去皮後切薄片。鮭魚切塊。

02 高湯中加入紅白蘿蔔、鮭魚煮熟。

03 下鮮奶煮至微滾後熄火，加入味噌融化即完成。

從「吃」開始改變高血壓

元昇可是朋友圈裡的最佳飯友，愛吃的他美食雷達超準，三不五時就約朋友吃飯，不過，最近卻總不是見他出席聚會了！

方霖：「最近有沒有推薦的餐廳，介紹一下啊！」

元昇：「別說了，最近我吃得可健康了，被警告吃太多又不運動，小心高血壓。」

方霖：「明明還年輕，安啦！」

元昇：「雖然沒什麼明顯症狀，血壓一量，我還真的心驚了一下，去醫院檢查後，醫生就叫我要控制了。」

這些都是對的

\# 瘦子也可能有高血壓。
\# 血壓要在家裡量
\# 愛喝湯容易攝取過多的鈉

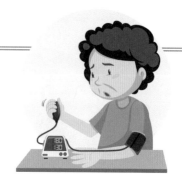

營養師劉怡里帶觀念

高血壓的病徵並不明顯，不一定會出現明顯症狀，甚至常讓人不自覺，因此素有「隱形殺手」之稱，成了現代人應隨時關注的問題。

高血壓指的是血壓超過正常範圍，主要是透過測量收縮壓和舒張壓判斷是否為高血壓。目前國內台灣高血壓學會及心臟學會最新標準，根據一項由兩岸共同合作的大型臨床試驗，於 2022 年 5 月宣布正式引用高血壓診療的新標準——**130/80mmHg**

新的高血壓指引中還提出兩個注意事項：**第一建議在家量血壓（居家血壓）**。因為在醫療院所量測，有些人會有「白袍症」，容易產生誤差值，影響準確度；我就曾經碰過減重班的病人，當量測時，若有營養師默默站在背後時，量出來的血壓都特別高。**第二下修高血壓標準為 130/80mmHg**。這兩項數據有一項高就要小心，超過建議就醫諮詢，採用藥物治療或是調整飲食運動和生活型態。

居家血壓量測方式，採取「722」原則：

　　連續量測「7」天，早上起床、晚上睡前「2」個時間點量測，每次測量要量「2」次，中間間隔一分鐘，然後取平均值。這樣一周下來，總共會收集 28 組數據，以其平均數值為基準。

　　一旦確診為高血壓，就要使用藥物控制血壓搭配飲食調整，千萬不要擅自停藥，如有改善要回醫院請醫生調整；否則容易引起心肌梗塞、腦中風、眼睛病變、慢性腎病變等疾病。

　　高血壓的成因相當複雜也多種，其中不夠健康的生活型態讓血壓升高，是主因之一。因此，除了服用藥物之外，從生活形態改變開始著手也很重要，如：限鹽、限酒、減重、戒菸、注意飲食，並搭配規律性運動。

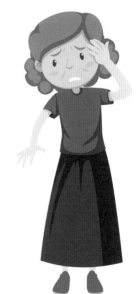

　　針對預防高血壓或控制血壓，減少高鈉食物還是很重要。我常常在門診衛教病人要控制血壓，就必須學會兩件事：第一，**少喝湯**；第二，**要學會看營養標示中的鈉含量**。

衛福部建議，我們一天健康成人鈉建議量是 2400 毫克，大約為 6 克的鹽。

　　一個人每日鈉的總攝取量 = 天然食物中鈉含量 + 加工食品與人工調味品中的鈉含量

　　一般我們從天然食物中攝取的鹽，每日約攝取約 1 至 2 公克的鹽 =400~800 毫克的鈉，從其他食品加工中來的只剩 5-4 公克的鹽 =2000~1600 毫克的鈉，所以實際上，我們的鹽含量很容易攝取過量。

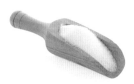

食鹽與常用調味品鈉含量的換算：

1 公克食鹽 =400 毫克的鈉

1 茶匙食鹽 =6 公克食鹽

　　　　　 =2400 毫克的鈉

　　　　　 =2 又 2/5 湯匙 醬油

　　　　　 =6 茶匙味精

　　　　　 =6 茶匙烏醋

　　　　　 =15 茶匙蕃茄醬

1 茶匙 =5cc
1 湯匙 =15cc

營養標示圖解──鈉怎麼看？

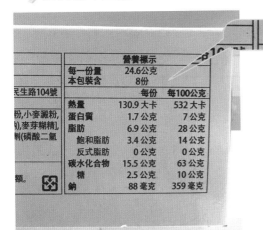

	營養標示	
每一份量	24.6公克	
本包裝含	8份	
	每份	每100公克
熱量	130.9 大卡	532 大卡
蛋白質	1.7 公克	7 公克
脂肪	6.9 公克	28 公克
飽和脂肪	3.4 公克	14 公克
反式脂肪	0 公克	0 公克
碳水化合物	15.5 公克	63 公克
糖	2.5 公克	10 公克
鈉	88 毫克	359 毫克

若吃下整份餅乾，等於攝取：

鈉：88×8 份 =704 毫克

(1 公克食鹽 =400 毫克的鈉)

相當於**鹽 1.76 公克**

隱藏版的鈉在哪些食物裡呢？

湯品：大骨湯、濃湯、味增湯

乳製品：起司、乳酪、焗烤食物

蔬菜：泡菜、酸菜、罐頭蔬菜、加鹽冷凍蔬菜

醬料：番茄醬、烏醋、豆瓣醬、糖醋醬、美乃滋

零食：鹹甜餅乾、酸梅、蒟蒻條、魷魚絲、瓜子

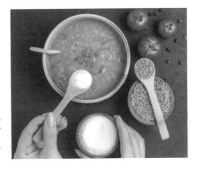

不同族群，鹽該怎麼挑？

正常人：一般加碘食用鹽

單純高血壓：減鈉鹽

腎功能低下：一般正常鹽

孕婦：加碘鹽

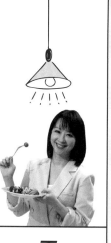

高血壓的飲食中，除了控制鹽分，少烘培加工製品與醬料之外，可以採用

得舒飲食（DASH；Dietary Approaches to Stop Hypertension），這是醫界相當推崇的治療高血壓的天然飲食療法。透過建議攝取高鉀、高鎂、高鈣、高膳食纖維及豐富的不飽和脂肪酸飲食，並減少動物性來源的飽和脂肪酸油脂，加上選擇全穀根莖類與豐富的蔬菜和水果量，利用這些原則，有助於降血壓。我們就從「吃」開始改變生活型態吧！

得舒飲食五原則

第一吃 吃未精緻的全穀根莖類

得舒飲食強調高鎂高纖攝取，未經過加工的的原型態澱粉，像是：糙米、紫米、燕麥、蕎麥、薏仁、綠豆、紅豆等食物含鎂和纖維量高，都是比精緻澱粉更好的選擇。主食挑選含麩皮的全穀根莖類為主，以十穀米飯或糙米飯取代精緻的白米飯；或選擇全穀類饅頭、全麥吐司，根莖類則推薦地瓜、芋頭、馬鈴薯、南瓜等。佔一天中主食的 2/3 以上。

第二吃 天天吃 5 份蔬菜及 5 份水果

蔬菜水果攝取不足，是現代人發生高血壓的原因之一。足夠的蔬果攝取量，是得舒飲食中很重要的。一份蔬菜相當於煮熟半碗至八分滿飯碗的分量，一份水果大約是拳頭大小。攝取的蔬果種類多樣化，各種蔬菜中含的營養素和多寡不一，多樣多色會吃得更均衡。不妨從蔬菜的顏色挑選，如：綠色系的空心菜、地瓜葉、芥蘭菜、波菜；紅色系的大番茄、紅椒；白色系金針菇、白花椰菜等。水果也盡量多樣化，如：香蕉、葡萄、桃子、香瓜、奇異果、蘋果、芭樂、鳳梨、聖女番茄……等，更能吃進不同的營養成分。

第三吃 吃低脂或脫脂的乳製品

乳製品的攝取有時會不小心多攝取了許多脂肪，所以要特別強調選擇低或脫脂奶，建議每天攝取 2 ～ 3 份為原則。

第四吃 白肉取代紅肉

能選擇白肉的時候，就跟紅肉說掰掰吧！有高血壓問題，可要嚴格限制紅肉類攝取量，舉凡豬、牛、羊肉等都要控制。盡量以豆製品、魚類、家禽類等取代部分紅肉類。以預防為前提的得舒飲食，則建議減少品嚐紅肉的機會。

第五吃 吃堅果用好油

在得舒飲食中，油脂的攝取和挑選可要十分計較。

烹調時的油品，選擇以單元不飽和脂肪酸為主的橄欖油、花生油、苦茶油、芥花油等。不建議使用動物性油脂！少吃動物皮、肥肉及內臟因為裡頭都充滿了動物性飽和脂肪酸。

除了烹調用油之外，堅果類屬於油脂類，食用量要控制，在正常範圍內建議每周吃 4~5 份。每份相當於一湯匙，花生、杏仁、開心果大約 10 粒，杏仁、芝麻則可拌入菜餚中或飯裡，增添食物美味及補充鈣質。

不過，執行「得舒飲食」的同時，還是要注意減少鈉攝取，搭配適度運動，例如：快走、游泳、爬樓梯等

值得注意的是，「得舒飲食」因提供較多的水果量，如果合併有糖尿病的病人，可以諮詢營養師調整水果的攝取量。也因為富含高鉀、高鈣和較多的磷，腎臟病人想使用「得舒飲食」要醫療諮詢後才能食用。

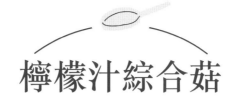

檸檬汁綜合菇

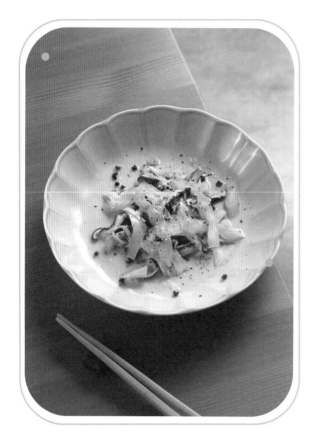

材料

MATERIAL

西洋芹	1 支
鴻喜菇	100 克
香菇	2 朵
杏鮑菇	1 支
花椒粒	3 顆
蒜頭	1 瓣
檸檬汁	1 大匙
橄欖油	1 大匙

作法

PRACTICE

01 香菇、杏鮑菇切粗條。西洋芹切斜片

02 乾鍋中放入菇類炒軟，倒入油和花椒粒、蒜末炒香。

03 綜合菇和西洋芹拌合，加入橄欖油、檸檬汁拌勻。

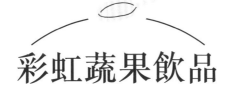

彩虹蔬果飲品

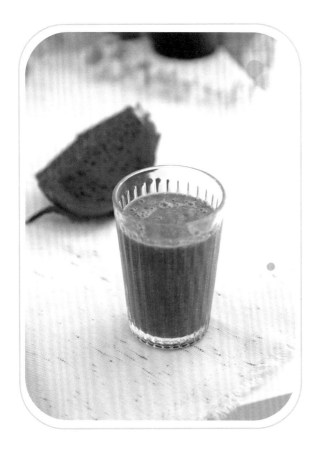

材料

MATERIAL

無糖優酪乳	1 杯
紅色火龍果	55 克
中型香蕉	一條
蘋果	30 克
奇異果	30 克
胡蘿蔔	40 克
西芹	30 克
清江菜	50 克
綜合堅果	1 湯匙
冰塊	少許

作法

PRACTICE

01 胡蘿蔔、西芹、清江菜燙熟備用。

02 蘋果帶皮去籽切塊，火龍果切塊即可，奇異果切塊。

03 將優酪乳和所有食材放入調理機，加一點冰塊，打成蔬果汁，即可以飲用。記得不去渣保留膳食纖維

預防癌症，飲食該怎麼選

彤彤最近交了一個學食品營養的男友，兩人中午約出去吃飯，彤彤把蔥、薑、蒜通通從菜裡挑出來，因為她從小就不愛吃。

男友開口：「蔥薑蒜有很多好處喔，可以防癌、提升免疫力喔。」

彤彤回應：「這些東西好辣、好嗆，我不喜歡。」

男友說：「辣、嗆的味道，就是那些有效成分喔。」

彤彤瞅了他一眼，心裡卻想：如果真的能防癌，可以試著吃一點吧？

 這些都是對的

亞硝酸鹽可抑制肉毒桿菌
辛香料當蔬菜吃抗癌又營養
高纖、低脂、益生菌都是抗癌的原則

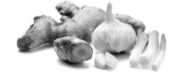

 營養師劉怡里帶觀念

飲食和癌症的關係非常密切，高油脂、醃漬、發霉的食物都跟癌症較有關，喜歡吃油膩的食物會導致大腸癌、乳癌等的發生，吃醃製類可能會與其他食物產生高致癌物，如：亞硝胺……等等，也易得胃癌、肝癌等。不過，也有許多食材含抗氧化成分，可以幫助我們對抗癌症。

表 抗氧化的食材

水	乾淨的水
維生素 A	胡蘿蔔、川七、紅鳳菜、紅莧菜、地瓜葉、芫荽、油菜花、番茄

維生素 C	綠豆芽、油菜花、辣椒、甜椒、花椰菜、野苦瓜、芭樂、木瓜、草莓、奇異果、柳丁
維生素 E	全麥、小麥胚芽、胚芽米、糙米、杏仁、葵花子、核桃、綠色蔬菜
辛香料	青蔥、生薑、大蒜、洋蔥、辣椒、薑黃、肉桂
多酚類	綠茶、紅茶、烏龍茶、咖啡、黑巧克力

高油脂、燒烤食物

高油飲食是癌症發生的風險之一，尤其是大腸癌、乳癌，像是帶皮的肉類、五花肉、內臟類、油炸食物等都屬於這一類。我建議除了平時要少吃燒烤、烤肉、美式餐點之外，最好多吃高纖食物、多喝水，這樣可以預防癌症。高纖食材可幫助代謝油脂，如：鮮香菇、秋葵、竹筍，綠色蔬菜中的地瓜葉、青江菜、綠花椰菜富含抗氧化物。高膳食纖維的水果，像是：黑棗、聖女番茄、百香果、奇異果、芭樂、柳橙等都是。

紅肉加工食品

國人愛吃的紅肉加工食物有：香腸、火腿、臘肉、培根、熱狗、肉乾……等，都是含亞硝酸鹽的食物。亞硝酸鹽跟胺會在腸胃中形成亞硝胺，亞硝胺就是致肝癌、胃癌、腸癌的一個危險因子，胺一般在魚貝類中比較常見。

亞硝酸鹽其實是必要之惡，因為像香腸、火腿、臘肉等在製作過程會產生肉毒桿菌，肉毒桿菌會致命，所以亞硝酸鹽在食品加工的用處就是抑菌。其他功能還有讓顏色漂亮，讓香腸火腿賣相好。

我會不會吃香腸、臘肉？也會！

亞硝酸鹽不是不能加，要按政府規定的比例添加，大品牌的工廠會遵守，但便當裡的香腸，你不知道是來自哪裡；也許是市場菜攤做的，亞硝酸鹽加多少，也許有、也許沒有，但你不知道他的來路哪裡；所以通常便當店的香腸我不會吃。不過，我們也不能一竿子打翻所有人，像是有些有機商店的香腸、臘肉就沒有添加亞硝酸鹽，但是相對的抑菌、包裝等措施就要做好一些，才不會有肉毒桿菌。所以選擇紅肉加工食物，可以選擇大品牌的，亞硝酸鹽的添加量會在政府規定的範圍內。

　　有個方法可以降低食品內亞硝酸鹽的含量，這是已逝的毒物科權威林杰樑醫生所提供的方法。先把紅色加工肉品水煮，之後再去烤或做其他料理，就能降低亞硝酸鹽的含量。國人很喜歡的香腸，或是平常料理會食用到臘肉、火腿、熱狗、培根等，我建議可以把這些食材用三種方式料理：水煮、電鍋蒸、微波盧加熱，可以降低亞硝胺的形成，也盡量不要在炭火上烤太久。

　　餐後也可以多吃高維生素 C 的蔬果、多酚類食物、維生素 E 的食物，可以抑制亞硝胺的形成。另外，多攝取高纖食物、益生菌來促進腸道蠕動，抑制有害菌生長，降低腸道菌合成亞硝胺的風險。

發霉食物

　　發霉食物跟肝癌比較有關，最常見是花生製品可能含黃麴毒素。還有，我希望大家注意的是醬料，例如很多人把醬料保存在家冰箱裡，有些醬料要一段時間才用完，這時醬料的蓋子上已經長霉了，但媽媽們都不曉得，食物發霉會與肝癌、胃癌、腎癌相關。注意：**食物發霉了就不要再食用**。

　　儲存不好的花生怎麼會產生黃麴毒素？

　　因為台灣的氣候相對較潮濕，這樣的環境下容易長黴菌，而黴菌裡面有一分支叫做黃麴黴，裡面其中的一種會分泌黃麴毒素。長期吃黃麴毒素確實會得肝癌，早期台灣肝癌的患者很多，可能也跟這個有關係。

我們要特別注意的，若是產品已經含有黃麴毒素了，你冰到冰箱無法消滅它；它也不怕高溫，一般的料理方式，煎、煮、炒、炸是無法分解黃麴毒素，要加熱到攝氏 280 度以上才能消滅它。所以要防患未然，應該在買之前就要注意。

買花生的小叮嚀

選擇真空包裝
的帶殼花生

不要一次
買太多

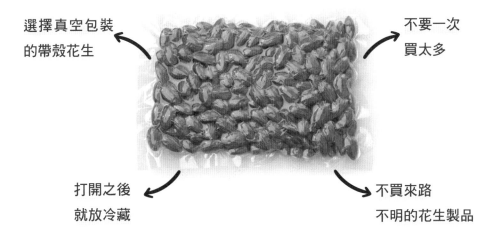

打開之後
就放冷藏

不買來路
不明的花生製品

因為黃麴毒素看不到，也看不出它長什麼樣，所以我們要從花生的外表來判斷。如果花生已經變軟甚至發黑，就是受潮了，也可能發霉了。花生製品，如：花生粉、花生醬，它的風險相對比較高；像是花生粉，你也看不出來裡面原料是什麼，或是已經發霉了你也不知道，所以盡量不要吃。

過節時吃的潤餅、刈包等，也發生過衛生單位抽驗發現黃麴毒素的事件。如果真的要買花生製品，優先考慮符合食品規範的大廠商，或是現在流行把花生剁碎灑在菜餚上吃，其實就是取代花生粉，自己做總是比較健康。

花生建議吃新鮮的最好，剛剛蒸熟、烘焙好的，直接撥開來吃最新鮮。買外面市售的花生，就買帶殼花生有真空包裝，一旦包裝打開之後，建議就是放進冷藏。同時花生製品一次也不要買太多，萬一吃不完又放太久，就直接丟棄。冷藏可以預防花生產生黃麴毒素，因為在攝氏12度以下雖然有機會長黴，但是不會長黃麴毒素，而我們冰箱冷藏通常在7度以下。

帶殼花生還有一個好處，花生的膜營養價值很高，含有一種植化素：類黃酮，對我們的血液循環、預防高血壓有好處，最好連膜一起吃不要剝掉它。也提醒大家，衛福部有說明，不只花生製品，包含：五穀雜糧、堅果類、豆類、咖啡豆、南北乾貨類、辛香料、醃漬類食品、古法釀造製品、地瓜粉及麵粉等食材，也曾有遭受黃麴毒素波及的記錄。所以可以先從這三件事預防做起：第一，選擇新鮮真空包裝；第二，購買來源標示清楚；第三，開封後放入冷藏。

防癌的重要飲食 3 個 TIP：

TIP1

每天添加辛香料到餐點中（做菜抗癌三寶）

- 青蔥，含微量元素硒，可降低胃液內的亞硝酸鹽含量，對預防胃癌有功效。硒也能幫助合成麩胱甘肽，麩胱甘肽有抗氧化的作用。常有人不喜歡蔥的刺激性氣味，這味道來自於有機硫化物、蒜素的揮發性成分，可以降低體內氧化壓力，幫助代謝有害物質，達到降低癌症的罹患率。另外，青蔥還有抗菌、抗發炎、舒張血管、維持腸道好的菌相……等好處。

- 薑，它的抗癌活性成分有薑酚、薑辣素、薑醇。其中的薑辣素進到人體後，有抗發炎與抗氧化的功能，有助抑制腫瘤生成。有些研究發現薑醇的功能可以抑制癌細胞移轉。一般市場上常分為：嫩薑、老薑、乾薑，其中老薑的薑辣素含量較嫩薑多，而乾薑外皮粗厚，通常搭配中藥材一起煎煮。

- 大蒜，有人稱他抗癌之王，富含的蒜素、類黃酮具有防止腫瘤增生的效果，可抑制致癌物亞硝胺，還能增強免疫力，對於胃癌、大腸癌等有預防作用。吃蒜最有效的方式是生食，而且要蒜素跑出來必須先把大蒜切開，所以早期媽媽煮菜會把大蒜拍裂，這樣做是對的；再等 10 到 15 分鐘之後，也剛好是備料的時間，蒜素就會產生。吃西式餐點時，會碰到把大蒜泡在橄欖油裡，有研究發現，大蒜保存在橄欖油中，可以加強植化素的功能，大家也可以試看看自製。

現在國人討論癌症也會注意烹調方法，比如：燒烤、大火快炒會致癌；其中就有大火快炒多用辛香料爆香，但大蒜就不適合高溫爆炒，加熱就把辛香料抗癌的營養價值降低了，植化素減少。再來大火讓油溫太高，容易油質劣變產生致癌物質，這些對預防癌症來說都是不好的。所以現在討論抗癌會強調：**辛香料可以後放、油溫不要太高、用低溫加上水油炒方式較為健康。**

TIP2

每天攝取足夠膳食纖維與益生菌

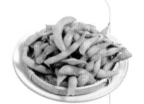

　　膳食纖維促進腸道蠕動，幫助有毒物質排出，降低腸道黏膜病變風險，減少腸癌的發生率。

高纖食物來源：
- 全穀雜糧類：燕麥、薏仁、全麥饅頭、地瓜……等。
- 豆類：豆漿、豆干、毛豆……等。
- 蔬菜類：花椰菜、地瓜葉、香菇、黃豆芽、黃秋葵……等。
- 水果類：柳丁、芭樂、奇異果……等。

很多的研究都發現腸道的健康跟癌症呈現正相關性，所以膳食纖維加上蔬果攝取不足，可能跟很多癌症都相關，例如：乳癌、肝癌、胰臟癌、攝護腺癌、肺癌、胃癌等等。所以，在此鼓勵外食族群真的要好好保養自己的腸道，如果無法攝取足夠的蔬果，也可以輔助適當的益生菌保健食品來照顧好腸道環境的健康。

腸道健康與抗癌的關係

來！關於腸道環境健康，我們先做個小測試，想看看你有沒有這些問題：

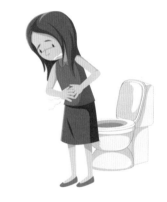

- 年紀愈大代謝愈慢
- 廁所愈蹲愈久
- 好幾天都沒便意，嗯出來的都是羊便便
- 飯後容易悶脹不舒服
- 壓力大容易緊張，易跑廁所
- 每天外食超過一餐
- 有運動量但是肚子卻消不下來

以上，你中幾個呢？

隨著年紀變大，不只身體代謝下滑，腸道內的好菌也會逐漸減少，所以就會有吃得少，但排不出去的問題，長期下來不只影響身體健康，連體態也不好看，這全是因為體內的好菌已經不足了！！

其實腸道中好菌也會受到飲食、生活習慣、壓力而減少，像很多人情緒緊張時就容易跑廁所，很多研究都有提到消化道會連帶影響情緒、心情，所以長期不順暢，不只身體不舒服，有時還會整天擔心自己什麼時候才會上廁所，心理也會變得焦慮！

要保養腸道，除了從天然的飲食之外，益生菌的補充也是非常的重要，下面給大家參考，如果想要選擇益生菌保健食品，應要具備以下重要的成分：

✓ **比菲德氏龍根菌**：它是人體內的原生菌種，能耐胃酸確實抵達腸道，發揮最大順暢作用。

✓ **乳酮糖**：是促進體內益生菌生長的「營養素」，益生菌不只要能「補菌」更要能「養菌」才是好的益生菌

✓ **膳食纖維**：促進腸道蠕動、幫助消化，讓糞便柔軟易排出，上得乾淨又輕鬆，也會自然有便意。

我知道很多朋友有每天吃益生菌的習慣，長期吃當然要提醒選擇成分單純，沒有添加香精、甜味劑、零脂肪、低熱量，讓我們在補好菌的當下，不怕吃進多餘負擔！

TIP 3

每天水分要足夠

水是身體最重要的解毒成分，參與人體消化、吸收、循環、代謝等運作，我們身體各個器官都需要水分運作，所以喝水對抗癌非常重要。

成年人每天要喝多少水？？

健康成年人每天飲水量計算：：體重 x30

例如：：女生 50 公斤一天總水量是：

50x30=1500c.c.

這些水分，包含食材中的水跟額外喝進來的湯湯水水，如果遇到流汗更多的時機，可以再多補充水分，來達到排毒增加代謝的功能。

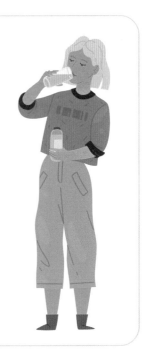

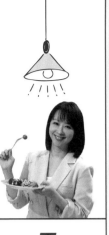

殘留農藥會不會致癌？

每一種農作物都可能農藥殘留，而我國現在開放使用的農藥，大多數都沒有致癌的風險，但是為了健康，我們還是不要長期大量攝取相同的食物。參考衛福部的建議，要減少農藥殘留，可將蔬果浸泡在裝滿水的大盆子裡，打開水龍頭以少量水沖洗 15 分鐘，可以把大部分殘留的農藥洗掉。記得要先洗再切，才能避免農藥隨著根、莖、葉、果子的切口進入我們的食物中。

預防腸癌的飲食注意事項

❶ 每餐高纖蔬菜：地瓜葉、秋葵、黃豆芽、香菇等

❷ 避開紅肉加工品：香腸、火腿、培根、臘肉等

❸ 控制紅肉量：每天 50~70 克約，最多約 2.5 盎司

❹ 每天吃魚 1 掌心：小型深海魚尤佳，如：秋刀魚、鯖魚

❺ 多攝取維生素 A 的食物，修復黏膜，如：番茄、紅蘿蔔、南瓜、紫地瓜等食材

❻ 預防便祕：培養排便習慣

❼ 喝足夠量的水

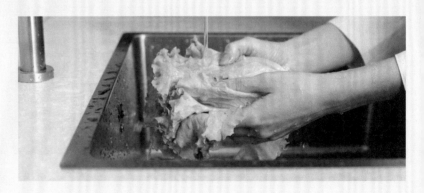

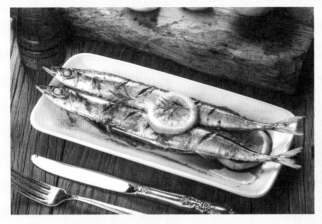
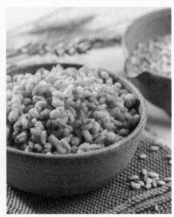

乳癌防治八大招：

❶ 控制體重。肥胖是乳癌的危險因子，BMI 控制在 <27 以內。

❷ 減少攝取動性油脂，例如：紅肉、牛油、豬油等，因為飽和脂肪酸高的食物，易誘發身體發炎，增加乳癌風險。

❸ 蛋白質食物可以多選擇來自於魚類、豆類製品。尤其是 omega-3 脂肪酸豐富的鯖魚、秋刀魚、四破魚、鮭魚，可以降低身體的發炎反應。

❹ 平日多攝取十字花科食物。例如：高麗菜、花椰菜、小白菜、白蘿蔔等，裡面的吲哚、硫化素成份，會減少自由基，降低乳癌的發生。

❺ 高纖食物要足夠，纖維可以幫助油脂代謝，建議吃糙米、薏仁、地瓜葉、黑木耳等。

❻ 每天適量的豆類製品，例如：豆腐、豆漿、豆干等，有豐富的大豆異黃酮，反而有助乳癌的預防。

❼ 選對油。建議烹調用油使用不飽和脂肪酸高的「植物油」，例如：橄欖油、苦茶油、亞麻籽油等。

❽ 避開高溫烹煮的烹調方式，減少使用塑膠製品使用，定期回診檢查。

薑黃花椰菜炒甜椒

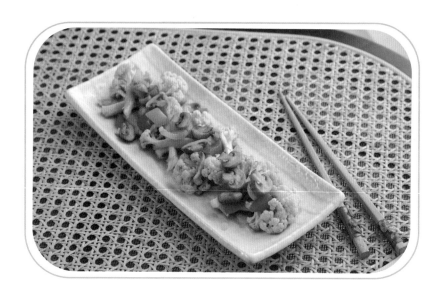

材料

MATERIAL

白花椰菜	100 克
甜椒	50 克
蘑菇	60 克
薑黃粉	1 小匙
蒜頭	3 瓣
橄欖油	15c.c.
鹽	適量
黑胡椒	適量

作法

PRACTICE

01　乾鍋煎蘑菇，稍微軟後加橄欖油、蒜片爆香。

02　加入白花椰菜、甜椒炒熟。

03　撒上薑黃粉、鹽、黑胡椒調味即完成。

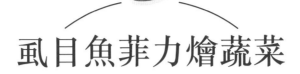

虱目魚菲力燴蔬菜

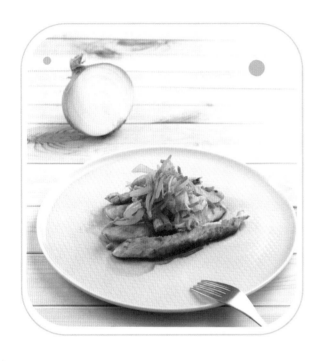

材料

MATERIAL

冷凍虱目魚菲力	150g
水	60c.c.
金針菇	60g
洋蔥	¼ 顆
紅蘿蔔	5 公分段
薑絲	5g
水	60c.c
醬油	1 大匙
味醂	1 小匙
蘿蔔泥	50g

作法

PRACTICE

01 紅蘿蔔去皮切絲;洋蔥切絲;金針菇去蒂頭後對半切;虱目魚菲力撒上鹽靜置 15 分鐘。

02 起一油鍋,將虱目魚菲力煎至表面上色起鍋備用。

03 同一油鍋,薑絲、洋蔥續下紅蘿蔔和金針菇拌炒。

04 加入下水、醬油味醂一大匙煮滾。

05 續下煎好的虱目魚菲力煮一下,起鍋前下蘿蔔泥拌一下即完成。

減重──診間最常見的六大問題

志帆自從畢業後開始上班，體重就不停狂飆，短短半年就已經胖了 10 公斤，女友覺得太誇張：「你不要吃那麼多飯啦，再胖下去我就不要跟你再一起了！」

聽到女友的最後通牒，志帆開始戒吃澱粉，還天天跑步鍛鍊身材。體重很快就下降，不過志帆天天餓肚子，覺得愈來愈不開心，上班同事吵架，下班休假也跟女友吵架⋯⋯

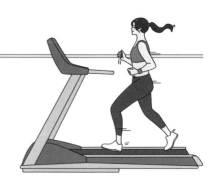

這些都是對的

適量的澱粉可以幫助脂肪代謝，有助減重
運動後趕快吃比較不容易胖
減重只吃蔬果會失敗

營養師劉怡里帶觀念

減重的原理

控制體重，先要認識產生熱量的三大營養素，這與體重控制息息相關，我們一定要把三大營養素均衡分配，而不是只控制澱粉（醣類）。並且要有一個重要正確觀念，**減重是需要：高纖的醣類，優質蛋白質和適度的脂肪。**

三大營養素的攝取，在正常情況下佔總熱量的比例：

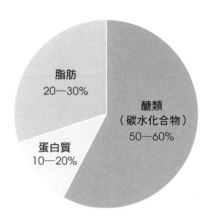

依照上面的比例就發現，正常情況下醣類提供大部分熱量來源，也是身體最重要的熱量來源。所以有人說，我完全不吃澱粉，體重就降下來；這是因為熱量的 50% 都沒有攝取到，總熱量不足當然會瘦下來，這是在減重的初期。但會發生熱量少掉太多，導致沒有飽足感，減重會無法持續。後面可以跟大家更詳細的聊聊醣類到底要不要吃、怎麼吃。這也是診間大家最常問到的疑惑問題。

如果今天要控制體重，一個持久的減重方式，應該是把脂肪降低，我希望脂肪的攝取降到 25% 左右、蛋白質的攝取提高到 15% 至 20%，而醣類落在 50% 至 55%。不要像坊間說的完全不吃澱粉，或是把蛋白質比例拉很高；且要記得脂肪攝取不能降到 0，油脂在體內有一定的生理作用，嚴重缺油會造成脂溶性維生素 A、D、E、K 無法吸收、賀爾蒙失調、腸道無法潤滑、必需脂肪酸缺乏，細胞膜形成受阻，並造成免疫力失調、體熱易散失、內臟器官沒有受到保護等問題。

賀爾蒙的原料來自脂肪，因此臨床上碰到減肥完全不攝取脂肪，最常看到女性會出現月經失調甚至停經，男性會容易掉頭髮，也有些人減肥減到手腳冰冷。維生素 A、D、E、K 屬是脂溶性，需要有油脂才能分解吸收，如果

沒攝取脂肪，就沒辦法正常吸收，影響的層面很廣，容易造成皮膚、神經、骨骼、造血系統失衡。

　　至於這幾年大家強調的蛋白質要足夠，不只是要考量到「量」的問題，還要考量到「質」的問題，所以會強調「**優質蛋白質**」的觀念。其實除了選擇種類的優先順序，還要考量到烹調方法，例如：大家常常聽到營養師說要多吃魚，但若是用油炸的方式，就容易破壞了營養成分，那就喪失魚所帶來的身體好處了。

TIP

- 蛋白質食物選擇優先順序：豆＞魚＞蛋＞肉類
- 成年人每日豆魚蛋肉類攝取量：3~8 份
- 建議烹調方式：蒸煮、水煮、燉、燜、低溫煎烤

診間最常見的減重六大問題

減重時，澱粉（醣類）到底要不要吃？

　　上班族幾乎三餐都是外食，有人會覺得，吃外食很難減重，因為外食多是利用大量的澱粉（醣類）來達到飽足感。而很多人想要做體重控制，第一個想法就是晚上不要吃澱粉，或拿掉澱粉，但澱粉在我們體內是必需的。這時候我們可以用好的澱粉、抗性澱粉來代替，一樣可以達到飽足感，幫助減重，又能有均衡的營養攝取。

　　我的建議大原則是：**三餐至少要吃到半碗澱粉的量**，因為澱粉類的食物除了熱量，還會提供其他的營養素。強烈建議選擇好的澱粉食物，例如：全穀雜糧，糙米、紫米、五穀米、地瓜、南瓜、紅豆、燕麥……等，它除了醣類還提供大量的膳食纖維、維生素、礦物質和微量蛋白質的來源。

而且適度的醣類可以幫助減重，澱粉中的葡萄糖可以幫助脂肪燃燒，所以有些人晚上完全不吃澱粉，可能減重初期會先瘦下來，但是容易停滯；建議可以開始搭配有氧運動，然後晚上可以吃半碗全穀雜糧類的澱粉，反而可以讓體重再降下來。

糙米優於白米的比較表

一碗飯	白米（80 克 / 生）	糙米（80 克 / 生）
熱量（大卡）	283	290
醣類（克）	62.2	60.1
蛋白質（克）	5.6	6.6
纖維（克）	0.6	3.2
維生素 B1（毫克）	0.06	0.28
維生素 B2（毫克）	0.02	0.05
鉀（毫克）	63	178
鎂（毫克）	16	86

劉怡里營養師 製表 / 參考來源食藥署食品營養成分資料庫

　　葡萄糖在減重時有什麼關鍵作用？葡萄糖會讓你迅速得到能量，活化頭腦，減重的持續力是一個重點，不是只減一個月、二個月，想要持久戰就不能太飢餓，太餓會降低你的意志力，讓你破功。很多人用不吃澱粉減肥法，在下午三、四點時，血糖很低就出現脾氣不好、精神不好，有人會暴怒，如果晚上還要加班，精神更差，所以別讓減重影響到生活。

　　一般人會說減肥要少油、少鹽、少糖，但我建議是少油、少鹽、不要糖；不過，「不要糖」是說不要精製糖。生活中很難避免精製糖，那就將它控制在一日總熱量攝取建議的 10%。以方糖的量來計算，男性一天最多 9 顆方糖，女性最多 8 顆方糖，這樣已經占總熱量的 10%。

抗性澱粉

　　為何現在減重會討論到抗性澱粉？世界糧農組織專家下的定義是：健康者小腸中不吸收的澱粉及其降解產物。一般所知道的澱粉每公克提供 4 大卡的熱量，抗性澱粉每公克提供 2.8 大卡的熱量，因此簡單地說，抗性澱粉的熱量是打了 7 折，吃同樣的分量就會減少 3 成熱量的攝取，但吃過量還是會胖的；換個角度來看，如果把澱粉類的食物一部份換成含抗性澱粉的食物，大家吃外食就不會擔心，一不小心吃進太多熱量。

TIP

常見 4 大類抗性澱粉食物

第一類：物理結構上阻隔，無法被酵素分解的，存在於未經製加工全穀類、種子類、豆類中，如：糙米、蕎麥……等。

第二類：顆粒形態難以被消化之澱粉，常見於生馬鈴薯、生綠色香蕉、某些莢豆類及富含直鏈澱粉之玉米澱粉。

第三類：經反覆烹煮冷卻、澱粉顆粒結構形成老化澱粉，例如：隔夜飯、壽司、冷麵條、冰地瓜等。

第四類：經化學方式修飾後不易消化的澱粉，非天然澱粉，會被運用於一些食品、飲料中的修飾澱粉

　　例如，一碗白飯 160 克有 280 大卡，如果把這碗飯拿去冰，隔天做成壽司飯加點醋，裡面的澱粉變成抗性澱粉，熱量就打 7 折，就是 196 大卡，這很適合夏天減肥吃。因為經過冷藏之後，澱粉結構改變老化，在腸道很難被消化吸收，有點像膳食纖維的感覺，造成熱量打折扣。抗性澱粉除了熱量較低，還有其他對身體的好處。

TIP

抗性澱粉的好處：

1. 具備膳食纖維的生理功能，促進腸道蠕動，增加糞便體積，提升腸道健康

2. 能降低膽固醇、延緩血糖上升。

3. 是腸道益生菌的食物來源，有助於預防大腸癌的發生

4. 促進脂肪代謝，降低熱量吸收，增加飽足感，助減重瘦身

通常含抗性澱粉的食物，也是纖維含量高的，例如；全穀類，還有未加工、反覆烹煮的穀類……等。還有未經熟化的澱粉，例如，比較生的綠色香蕉等，它的熱量就比較低。

TIP

食物中抗性澱粉的含量

蓮子：每 100 公克含有 20 公克抗性澱粉

黑豆：每 100 公克含有 10 公克抗性澱粉

紅豆：每 100 公克含有 10 公克抗性澱粉

豌豆：每 100 公克含有 7 公克抗性澱粉

薏仁：每 100 公克含有 6 公克抗性澱粉

馬鈴薯：一個有 3 公克抗性澱粉

香蕉：中等一根含有 4.7 公克抗性澱粉

糙米飯：一碗含有 2 公克抗性澱粉

甜玉米：一根含有 1.8 公克抗性澱粉

地瓜：一顆含有 4 公克抗性澱粉

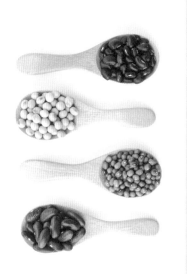

什麼是低 GI 飲食原則？

「GI」（Glycemic index 的簡稱），中文稱為「升糖指數」，代表我們吃進的食物，造成血糖上升速度快慢的數值。

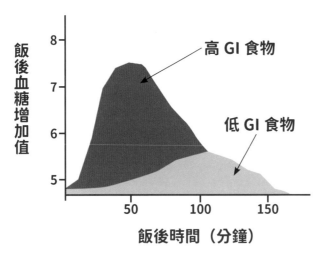

圖／低 GI 是什麼？

Glycemic Index「升糖指數」：當食物吃下去之後，被消化變成血糖的速率，GI 值愈低的食物，食用後愈不會使血糖亂飆。

　　一般血糖升高時，正常人的胰島素就會出來作用，讓你的血糖降下來，胰島素的作用就是讓血糖下降。但是當你的血糖瞬間很快飆高（紅色曲線），胰島素會大量的分泌，很辛苦的出來作用，長時間讓血糖處於這樣的狀況，很容易造成血糖失衡。想要讓血糖穩定不飆高（藍色曲線），就要吃低 GI 食物，所以減重或糖尿病人，我都會建議他們挑選低 GI 的食物。

　　有人問吃糖會不會得糖尿病？偶爾為之，不會！本書有提到地中海飲食，會建議大家一個月可以吃一、二次甜點。如果你常常吃甜食讓胰島素很辛苦工作、負荷很大，還必須大量分泌。這樣的情況下，身體需要不斷提醒胰臟刺激製造胰島素，胰臟疲乏了累了，造成胰島素分泌阻抗，胰島素數量

不足，讓血糖下降的能力變差，血液中的葡萄糖無法送到細胞利用，所以血糖的曲線就會呈現一個高點，而且一直是高點，這時候就是糖尿病的起因之一。不過，糖尿病還要再加上其他可能原因，包括：肥胖、家族史等等。

TIP

- GI 值高的食物，容易造成血糖上升速度更快
- GI 值低的食物，血糖上升的速度比較慢

GI 值	食物種類
低 GI 食物，GI<55	豆芽菜、葡萄柚、蘋果、胡蘿蔔、橘子、香蕉、低脂優格、花生、義大利麵、糙米飯、蜂蜜、紫米粥、甜玉米、餛飩、肉包、煮的山藥、煮的芋頭、全麥乾果麵包、披薩。
中 GI 食物，GI 介於 56~69	燕麥粥、冰淇淋、葡萄乾、乳酪通心麵、白米飯、蔗糖、稀飯、炸薯條、煮的馬鈴薯、全麥麵包。
高 GI 食物，GI>70	白麵包、白饅頭、西瓜、爆米花、烤馬鈴薯、馬鈴薯泥、煮的地瓜、玉米乾穀片、鬆餅、糯米飯、米糕。

劉怡里營養師 製表 · 資料來源：財團法人糖尿病關懷基金會

減肥跟「低 GI」

當你吃低 GI 食物，血糖會走這條藍色曲線（參考圖／低 GI 是什麼？），就是緩慢上去，緩慢下來，那這對減肥有什麼幫助？

在減肥的時候，如果你的血糖快速上上下下，像坐雲霄飛車一樣，就會容易

肚子餓，減肥就容易耐受不住，想要找東西吃。舉例來說，吃白米飯就會容易餓，就是因為血糖走紅色曲線；如果吃全穀類的糙米飯，他走這條藍色曲線，就可以維持比較久不容易餓。

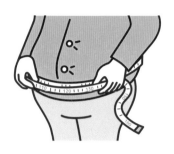

🖊 腰圍跟「低 GI」

「低 GI」何與腰圍有關？我們都知道腰圍的問題在於體脂肪過多，一旦你的血糖飆高，胰島素出來降血糖的當下身體多餘的脂肪就會囤積起來，就會「促進脂肪的合成」。血糖愈高、胰島素分泌愈多，脂肪合成就愈多，就容易造成腹部腰圍肥胖。

🖊 「低 GI」的 5 個原則

如何吃對低 GI 食物？可以按照以下的 5 個原則，就是**「3 高 2 低」：纖維、扎實度、酸度這 3 個要高，糊化、精緻度這 2 個要低。**

表 吃對低 GI 食物 5 個原則

原則	解釋說明
高纖就是王道	吃水果比喝「濾渣果汁好」、整顆小麥比麵粉好、喝果汁要這樣做：蔬菜汁（含渣）＞蔬果汁（含渣）＞果汁（含渣）＞濾渣的蔬果汁
食物愈扎實愈好	全麥土司比白吐司好、義大利麵比白麵條好
糊化的要少吃	乾飯比稀飯好、勾芡糊化高 GI 值越高 吃粥要這樣：粥＋蔬菜＋豆類，降低 GI 值
精緻食物要減量	糙米優於胚芽米、胚芽米優於白米
酸酸的也不錯	添加檸檬汁、醋來降低 GI，例如壽司飯

劉怡里營養師 製表

流行的 168 斷食法，為什麼還是減重失敗？人性化 1410 間歇性斷食法又該如何執行？

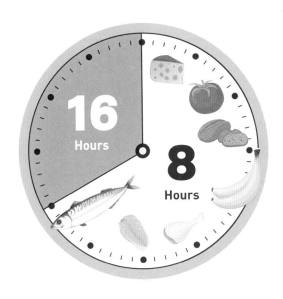

這幾年流行間歇性斷食法讓身體長時間空腹，來達到減重、降低脂肪的效果，例如 168 間歇性斷食法就是「16 小時空腹 8 小時進食」，5/2 斷食法就是「5 天進食，2 天降低熱量攝取」。

藉由空腹的時間拉長，讓胰島素分泌降低，一方面降低脂肪合成，也會啟動升糖素作用將脂肪分解，來提供長時間斷食身體運作所需要的能量，所以會消耗燃燒脂肪，以達到減脂減重的目的。

但是，之前在我的營養門診發現 168 間歇性斷食法，實在是太難執行了。空腹時間太久其實很多人受不了，這種方法比較適合夜班或沒有這麼早上班的族群，所以我建議可以從 **1410 間歇性斷食法做起（空腹 14 小時、10 小時內飲食）** 比較人性化，也符合上班族的上班時間，成功率較高。

🥕 1410 間歇性斷食法執行重點：

❶ 時間是早上 0900 開始吃第一餐，晚上 1900 之前結束最後一餐。

❷ 熱量還是要控制在正常範圍內，男生 1800 大卡以內，女生 1600 大卡以內。

❸ 可以三個餐次或五個餐次，時間固定為佳，並且選擇天然原型食材，烹調以清蒸、水煮、低溫煎炒為主。

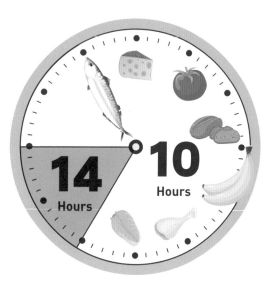

❹ 降低脂肪攝取，優質蛋白質要足夠，所以選擇：低脂魚肉、海鮮、豆類，紅肉以瘦肉為主。

❺ 一天至少三份蔬菜，約等於 2 碗熟菜（300 克），有一半來自綠色蔬菜為佳。

❻ 乳製品選擇低脂或脫脂奶，補充減重時易缺乏的鈣質和微量元素。

❼ 包起來的食物最好少吃，例如：煎餃、燒賣、包子、餛飩等，油脂攝取易過量。

❽ 水份要足夠，攝水量是體重「每公斤 ×35~40 cc」，包括：無熱量的茶、咖啡、氣泡水等，斷食期間不能喝有熱量的飲料。

❾ 早點睡很重要，避免夜間飢餓素分泌旺盛，離最後吃飯時間過久，容易控制不住。

❿ 可以搭配低醣飲食，和每周五次，每次 30 分鐘以上的規律有氧運動，減脂效果更好。

1410 外食食譜

1597 大卡

早餐
09:00

蔬菜蛋土司
不抹醬

無糖豆漿
500ml

大番茄
1 顆

脂肪
29.9%

碳水化合物
47.3%

蛋白質
22.8%

早點心
11:00

無糖拿鐵咖啡
1 杯

芭樂
1 顆（100 克）

午餐
13:00

陽春湯麵
1 碗

腥子肉
1 份

豆乾
1 塊

燙青菜
1 盤（100g）

午點心
16:00

優格
1 碗（210 克）

綜合水果
1 碗（100 克）

晚餐
19:00

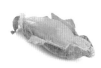
地瓜
1 小條（110 克）

毛豆仁
1 碗（60 克）

茶葉蛋
1 顆

和風生菜沙拉
1 盤（100 克）

劉怡里營養師設計

減重真的不能喝飲料嗎？

這幾年營養學者、專家們，都在呼籲不要喝含糖飲料，以熱量計算，糖攝取量不要超過一日總熱量的 10%，所以男生一大 1800 大卡計算不要超過 180 大卡，約等於 9 顆方糖，女生一天 1600 大卡計算不要超過 160 大卡，約等於 8 顆方糖。常常聽到一杯 700 毫升的全糖珍珠奶茶，有 60 克的糖，等於 12 顆的方糖，一天一杯就超過每日糖攝取量的上限。

確實碰到要減重的病人，自身都會瞭解精製糖帶給身體的風險，不單是肥胖問題，可能會誘發代謝症候群、三高、情緒問題，甚至於癌症的潛在風險。所以，反而在診間遇到的問題，都是隱藏性糖的問題，想想看你是烹調時喜歡加點冰糖？喜歡酸酸甜甜的菜餚？喜歡沾酸甜醬？喜歡喝看似健康的金桔綠茶、喜歡鹹甜麵包？……，其實生活周遭有很多無形的糖會攝取進來，所以大家還是要小心喔！！

確實減重的過程，真的不建議喝含糖飲料，我之前門診有個 30 歲年輕的工程師病人，180 公分，體重是 100 公斤，BMI 是 31 屬於重度肥胖，體脂肪是 40%，空腹血糖有 110mg/dl，並且有中度脂肪肝，每天飲食中的一定要喝三大杯全糖紅茶當作水份來源，來門診體重控制的原因是因為走路會喘，然後醫生告誡不減重，未來可能得到糖尿病。

他一開始堅決不拿掉飲料，因為他說飲料是他生活中最大的期待，我給他的建議是先減少糖份，改成半糖，經過三個月飲食控制，瘦了 9 公斤，後來他因為有感受到減糖的威力，所以自動自發，改成三分糖，最後竟然開始厭惡甜的飲料。

當然，這個病人減重很成功，所以數據都下降，花了一年，減了 20 幾公斤，而且因為體重減輕，膝蓋承受壓力變小，還恢復之前打籃球的運動習慣。

可見一個習慣的改變，確實可以改變身體的所有狀況，減糖是減重最直

接、最快速的方式，而且特別提醒大家，黑糖、蔗糖、糖霜、砂糖、白糖、蜂蜜、玉米糖漿、楓糖都是糖喔，不包括人工甜味劑及自然存在食物內的糖，例如：牛奶和水果中的糖。並且在選擇包裝零食的時候，可以注意兩件事：

第一，請看食品標示中的主要成分，第一項、第二項不要是糖。

第二，每份熱量不要超過 200 大卡，「糖」不要超過 5 克。

TIP

控糖八大招：

1. **循序漸進控制糖分**：先從你吃的含糖量減半開始，這樣較容易成功。
2. **不主動加糖**：學會不沾糖或烹飪時不要每一道菜都用糖調味。
3. **使用水果甜味取代精緻糖**：可用鳳梨、小番茄、芒果等入菜增加風味，減少冰糖砂糖的使用。
4. **不要煮太鹹**：因為煮菜加太多鹽，會想要額外加糖來綜合一下味道。
5. **少選含隱藏性糖的餐點**：例如，滷肉飯、糖醋排骨、三杯雞、韓式炸雞、鹹餅乾等。
6. **小心酸味飲料有更多糖**：為了平衡口感，有加檸檬、金桔等飲品，會添加較多的糖。
7. **小心有糖的醬料**：沙拉醬、番茄醬、義大利麵醬、果醬等不要過量。
8. **學會看營養標示**：如果真的想吃，女生每天 8 顆方糖，男生每天 9 顆方糖。

※ **小叮嚀：營養標示中，每 5 克的「糖」=1 顆方糖。**

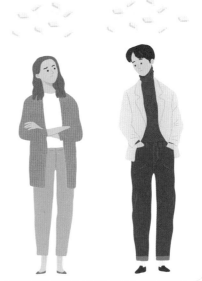

減重搭配運動，運動後要如何吃才能不變胖？

　　現在營養諮詢門診的病人來做體重控制，有一半的人其實都有運動的習慣，而且現在健身房、路跑等運動風氣旺盛，所以很多人在初期減重，常常先介入運動為主，結果可能很快就遇到撞牆期而停滯。原因有兩個，就是根本的飲食習慣沒有調整，再來就是運動後的飲食原則沒有建立好。

　　所以運動後的飲食搭配其實很重要，因為時間點的控制與選擇的種類，都會影響到辛苦運動後的結果。運動後的飲食，注重在修復消耗能量與肌肉，所以碳水化合物、蛋白質是主要補充成分。碳水化合物可以補充運動時消耗的肝醣，恢復能量供應，增強體力較不易疲勞，此時吃碳水化合物的食物也不易形成脂肪。蛋白質主要是修補運動時受傷的肌肉。

30 分鐘以上的有氧加上重訓運動後的飲食

- **補充的黃金時間點**：運動後的半個小時到一個小時內，是身體修復最佳時期
- **飲食搭配**：碳水化合物 + 蛋白質的組合為佳，比例是碳水化合物：蛋白質 =3~4:1
- **熱量**：可以控制在 300 大卡以內。

> **食譜搭配：（碳水化合物 : 蛋白質 =3~4:1）**
> - 地瓜（165 克）+ 茶葉蛋一顆
> - 柳橙兩顆 + 低脂牛奶一杯（240 毫升）
> - 中型香蕉一條 + 低脂牛奶一杯（240 毫升）
> - 兩片土司夾蛋
> - 燕麥約 9 湯匙（60 克）+ 無糖豆漿一杯（260 毫升）
> - 御飯糰 + 無糖優格 210 克
> - 蘋果一顆 + 乳清蛋白約 20 克
> - 能量棒 + 無糖豆漿一杯（260 毫升）

我是外食族要如何減重呢？

上班族外食人口增加，營養師我也是外食族一員，所以我很注重外食時應該要如何選擇食物來控制體重，加上在減重門診中確實很多人希望我設計外食減重的食譜給他們，但是食譜不太可能一直重複吃一樣的東西，因為食物的種類太多。所以，我比較喜歡教大家，外食時，大家可以利用下面提到的**食物種類代換法**，替換食物的種類與份量，選擇當季多樣性的食物，就比較營養均衡。

主食

我們希望外食不要三白，就是盡量不要挑白米飯、白麵條、白麵包，因為這些其實都是精製澱粉，精製過程可能損失大量的維生素 B 群、膳食纖維等。

還要注意其實有很多是偽裝成蔬菜的澱粉，例如：玉米、南瓜，其實都是富含碳水化合物的澱粉類，容易誤會的還有菱角、山藥，也是澱粉類食物。

在我們的餐桌上，玉米常常是跟配菜放一起，不把它當主食，結果一不小心就吃過量了。例如吃火鍋的時候，吃完兩三個玉米又吃飯，就等於多吃了半碗飯。不過，玉米膳食纖維很高，我們可以拿來取代米飯，但不能吃過量；而逛夜市吃了一根玉米，其實就等於八分滿的飯，就別再去吃其他澱粉類食物了。還有大家愛的剉冰裡面有芋圓、地瓜圓、米苔目、粉圓、蓮子都是澱粉，也要記得替換。

蔬菜

對減肥的人來説，我會希望要吃大量的蔬菜，如果碰到有些蔬菜不敢吃怎麼辦？還有不同時節是不同的蔬菜生長季節，除了季節因素，還有挑食的，那我們初期可以用別的蔬菜代替；像小朋友就不喜歡吃紅蘿蔔，就可以用菠菜取代，韭菜可以用花椰菜取代等。你可能不愛吃茄子、青椒，一定要逼你吃嗎？當然可以用其他蔬菜取代。高麗菜炒起來甜甜的，喜歡吃的人多，但是像秋葵黏黏稠稠的，雖然膳食纖維豐富，就是有人很不喜歡吃，這時可以用海帶取代。

對於要控制體重卻有三高的人，苦瓜真的好處多、功效大，苦瓜本身有維生素 C、苦瓜素、苦瓜皂苷等營養成分，可以調控血糖、降腰圍、降三高、提升免疫力，真的很難被取代。如果只是針對提升免疫力，那金針菇就是一項好食材，因為金針菇有多醣體可以提升免疫力，但其他的功效就比較難替換。

看到綠色蔬菜就反感的人，其實可以先吃深色的蔬菜，例如大番茄、小玉米筍，這也是蔬菜；把高麗菜、黑木耳煮熟打成汁，也是蔬菜；外面賣的白木耳甜點也可以補充到蔬菜。如果外食族又要減重，還是建議要增加維生素 B 群豐富的綠色蔬菜，在外面不方便，可以晚上回家補起來，例如打成蔬果汁、混在肉類裡面，或是剁碎混在食材做成濃湯。

(表) 攝取蔬菜的原則

1. 多色當季概念（每種顏色的蔬菜都要吃到）
2. 不要只吃固定種類的蔬菜
3. 有些蔬菜要用油炒增加營養價值，例如：大番茄、紅蘿蔔
4. 打蔬果汁不要濾渣
5. 不建議水果取代蔬菜

劉怡里營養師 製表

(表) 蔬菜取代法建議

蔬菜	取代蔬菜	營養成份	適合族群
紅蘿蔔	菠菜	富含 B- 胡蘿蔔素	3C 護眼族群
韭菜	綠花椰菜	硫化素、豐富的維生素 A	易感冒族群
青椒	豌豆莢	高纖、高維生素 C	壓力大族群
秋葵	海帶	水溶性膳食纖維	三高減重族群
苦瓜	金針菇	多醣體	提升免疫力族群
茄子	紫洋蔥	花青素	健忘的族群
香菜	油菜花	維生素 A、C	發炎的族群

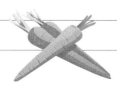

劉怡里營養師 製表

🥕 天天吃外食，怎麼點菜？

如果每天有一餐必須在外解決，小吃攤大家還蠻常吃到的，其實還是有選菜的方法，以下面的例子，選錯菜色有可能一年會多出 12 公斤的體重喔！！

表 麵攤點菜學問大

菜單 A		菜單 B	
乾麵	425 大卡	湯麵	325 大卡
肝連 1 匙	114 大卡	嘴邊肉 1 匙	75 大卡
滷蛋 1 顆	75 大卡	滷蛋 1 顆	75 大卡
油豆腐 3 塊	110 大卡	滷豆腐 1 塊	75 大卡
海帶 2 塊	25 大卡	海帶 2 塊	25 大卡
滷汁燙青菜	111 大卡	清燙青菜	25 大卡
總熱量	**860 大卡**	總熱量	**600 大卡**
菜單 A 與 B，每一餐相差 260 大卡；每日一餐，累積一年的熱量差異會多出 12 公斤體重。			

劉怡里營養師 製表

　　其實藉由上述的點菜原理，當我們外食的時候，有幾個減重技巧可循：
- 先吃清燙蔬菜再吃其他餐點，記得不要淋醬。
- 豆類膳食纖維高也提供豐富的蛋白質，可以增加飽足感，三餐中可以一餐選擇豆類製品，例如：豆漿、豆腐、豆干、毛豆。
- 肉類選擇瘦肉系列：里肌肉、嘴邊肉、牛腱、雞腿肉。
- 選擇烹調方式很重要，清蒸、水煮、滷、烤，是比較低油脂的選擇。
- 壞食物搭配好食物的概念，例如：鹹酥雞 + 燙青菜、牛肉麵 + 滷味蔬菜、水餃 + 青菜蛋包湯、烤香腸 + 芭樂、肉圓 + 蔬果汁、蛋糕 + 無糖茶等。

表 外食減重這樣吃

	早餐	午餐	晚餐
星期一	低脂奶 1.5 杯 吐司夾蛋	陽春湯麵 燙青菜 豆干 2 塊	自助餐： 五穀飯半碗 一道燙青菜 一道炒半葷素 滷雞腿 1 隻
星期二	無糖燕麥奶 1 瓶 茶葉蛋 1 顆 開心果 10 顆	低脂奶 1.5 杯 生菜沙拉 雞肉義大利麵	無糖豆漿 1 瓶 關東煮 （烏龍麵＋香菇＋ 蘿蔔＋金針菇）
星期三	低脂拿鐵咖啡 鮪魚吐司	小碗牛肉麵 燙青菜（不加醬）	鮪魚御飯糰 雞肉生菜沙拉 ＋和風醬
星期四	脫脂奶 1.5 杯 起司蛋餅	自助餐： 五穀飯半碗 一道燙青菜 一道炒半葷素 秋刀魚一條	水餃 8 顆 青菜豆腐湯
星期五	鮮奶茶（紅茶牛奶） 原味蛋餅	咖哩飯 無糖豆漿 1 瓶 關東煮 （香菇＋玉米筍）	素食便當： 五穀飯半碗 滷豆腐 1 塊 豆干 1 塊 青菜 2 道

星期六	養生蔬果汁（地瓜 120g＋生菜 1 碗＋堅果 1 小匙）	海鮮烏龍麵 1 碗 涼拌海帶絲	日式餐點：鯖魚套餐
星期日	吐司一片夾低脂低鹽起司片	個人涮涮鍋：雞肉鍋	生菜沙拉 小地瓜 1 條（100g）

1. 水果建議放在點心吃（早上 10:00 和下午 15:00）
2. 每天 2 份水果。1 份水果為拳頭大 =1 顆小蘋果 = 半條香蕉 =13 顆葡萄
3. 土司皆不抹美乃滋
4. 一周 3 次有氧運動，每次 30 分鐘以上

劉怡里營養師 製表

高纖食物對減重有幫助，但是要如何攝取足夠？

高纖食物在體重控制上，有多面向功能的益處：增加飽足感、抑制食欲，還可以穩定血糖、調控脂肪代謝、幫助腸道蠕動、增加腸道的有益菌生長等等，對健康的幫助很大。

吃夠高纖了？其實還不夠。正常人一天膳食纖維需要 25 至 35 克，一般人的認知是吃蔬菜與水果，其實還是不足的。

高纖的水果與蔬菜一天若是各吃 2 碗，也只有約 12 克的膳食纖維。若是按照成人膳食纖維的需要量來設計食譜，還需要 2 碗的全穀類，還要一杯含渣豆漿、堅果類，這樣才能達到 30 克左右。

市面上大多是無渣豆漿，若不能自己做有渣豆漿，那就多吃一點其他的，例如換成豆類，像是：毛豆、豆干。其實，蔬菜的膳食纖維量差距很大，例如吃一碗絲瓜，纖維只有 2 克以下；吃一碗鮮香菇，得到的纖維是 3 克以上，差了 3 倍。所以減重族群，建議先選擇高纖食物有助於減重。

表 一天足夠膳食纖維份量建議

每日成人膳食纖維的需要量：25 至 35 克	
食物份量（舉例）	膳食纖維量（克）
2 碗全穀類	10
一杯含渣豆漿 300 毫升	8
高纖蔬菜 2 碗	6
高纖水果 2 碗	6
堅果 1 湯匙（花生或是芝麻）	0.8
總量	**30.8**

劉怡里營養師設計

表 外食減重這樣吃

	中膳食纖維（2～3 公克）	高膳食纖維（＞3 公克）
全穀雜糧類	糙米飯 200 公克、地瓜 110 公克、芋頭 110 公克、蓮藕 100 公克、綠豆 20 公克、紅豆 20 公克、燕麥片 20 公克	皇帝豆 65 公克、豌豆仁 45 公克、花豆 20 公克、薏仁 20 公克
豆類	毛豆 50 公克	豆漿 260 毫升、黃豆 20 公克、黑豆 20 公克
蔬菜類（100 公克）	空心菜、花椰菜、敏豆、苜蓿芽、胡蘿蔔、竹筍、金針菇、鮮草菇、青江菜、韭菜花	黃豆芽、鮮香菇、牛蒡、地瓜葉、黃秋葵、紅鳳菜

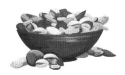

	中膳食纖維（2～3公克）	高膳食纖維（＞3公克）
水果類	聖女蕃茄 175 公克、水蜜桃 150 公克、棗子 140 公克、奇異果 125 公克、黑棗 30 公克	海梨柑 190 公克、柳丁 170 公克、西洋梨 165 公克、泰國芭樂 160 公克、土芭樂 155 公克、香吉士 135 公克
堅果及種子類	瓜子 40 公克、葵瓜子 26 公克	花生粉 13 公克

劉怡里營養師 製表 / 參考來源：臨床營養工作手冊

減重成功後如何不復胖？

當你減重下來，抽血數據都健康了，其實要大大的恭喜你這段時間的努力，減重成功後，我想最重要的是該如何維持不復胖。有幾個方法提醒大家，有助於持續維持健康的體態。

- 保持喝「足量的水」的好習慣，幫助三大營養素代謝。
- 優質蛋白質要隨時保持足夠，並且平均分配到「三餐」。
- 外食攝取到高油高糖餐點後，隔天可以在晚餐進行「輕食餐點」，只吃蛋白質和蔬菜，再加上有氧運動。
- 只有實行有氧運動的朋友，可以加入「重訓」的選擇。
- 每天定時「量體重」，並且盡量不要穿鬆緊帶的衣褲。
- 保持「良好睡眠習慣」，並且提早睡覺，降低夜間飢餓素分泌旺盛帶來的宵夜衝動。

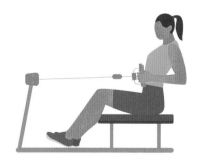

山藥蘋果木耳醋

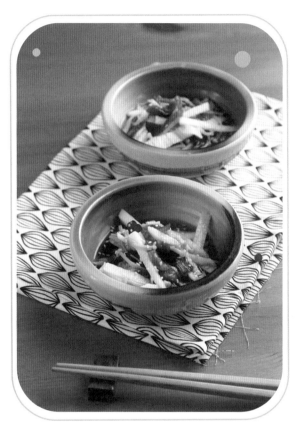

材料

MATERIAL

山藥	60g
蘋果	30g
黑木耳	10g
金珍菇	10 克
米醋	1 大匙
醬油	1 小匙
蜂蜜	½ 小匙
昆布汁	2 大匙

作法

PRACTICE

01 山藥刨絲；蘋果去皮切絲。

02 黑木耳切絲和金針菇一起汆燙。

03 醬油、昆布汁、米醋、蜂蜜煮滾後放涼，和全部食材拌勻即完成。

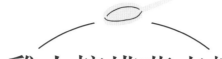

雞肉檸檬蕎麥麵

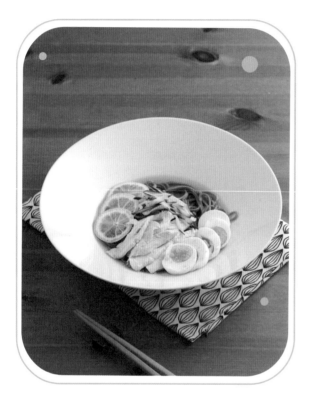

材料

MATERIAL

蕎麥麵	1 束
雞胸肉	120 克
水煮蛋	1 顆
小黃瓜	30 克
檸檬	半顆
日式昆布醬油	30c.c.
冷開水	120c.c.
鹽	適量

作法

PRACTICE

01 煮一鍋滾水下蕎麥麵煮熟。

02 水中放雞胸肉，開火煮滾後熄火蓋鍋燜 20 分鐘。

03 檸檬切薄片搓鹽；水煮蛋對半切。

04 日式昆布醬油加入冷開水，將剩餘的檸檬擠汁拌勻。

05 蕎麥麵放上檸檬片和水煮蛋，淋上步驟 4 即完成。

為什麼減重一直失敗？找出原因戰勝肥胖

營養門診常見減重失敗的 8 大原因

（一）沒有控管總熱量

那應該怎麼控制？

無論你是用哪一種減肥方式，時下很流行的 168、5/2 斷食法、生酮飲食、高蛋白減肥法、中醫針灸等等，其實最重要的第一步就是控制熱量，因為會有以下狀況產生：

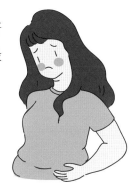

- 吃進去的熱量 ＝ 消耗的熱量，那你的體重會持平。
- 吃進去的熱量 ＞ 消耗的熱量，那你的體重會增加。
- 吃進去的熱量 ＜ 消耗的熱量，那你的體重會降低。

　　大家可以想想看，如果你一天只需要 1500 大卡，縱使你控制 8 小時進食，或拼命吃高蛋白食物想要提高肌肉量，但是假設吃進去 2000 大卡，那每天都是多 500 大卡，一個月下來，如果沒有運動，肯定胖 2 公斤！！

　　所以減重的第一步不要好高騖遠，想要用什麼特別的流行方式，先把自己的嘴巴管住，**控制卡路里的攝取與消耗，在開始減肥過程中佔了最重要的角色**，之後我們再把三大營養素的調整、運動的選項甚至於睡眠的時間，再做調整，才能達到健康的減重。

　　那應該怎麼控制？

　　其實是個人化的設計。這也是營養師存在的意義，簡單說，還是要看個人的生活型態，去做進一步的規劃。

　　但是，不是每個人都有營養師！！

我們可以先這樣做：

- 先定時定量，固定時間吃飯，然後，不要一餐大餐、一餐小餐。
- 針對大食量的人，每餐餐前先喝一杯 200ml 水，每一餐澱粉的食物先控制在半碗。
- 如果當天有聚餐，盡量安排在中餐。
- 可以買個有刻度的水杯，每天訂下 2000ml 喝水量，多喝水提高代謝率，也可以讓皮膚變漂亮喔！！
- 真的飲食爆走，隔天請運動，快走 30 分鐘，一般來說有氧運動要 20 分鐘以上，才會燃燒到體脂肪喔！所以讓自己呈現「可以講話不能唱歌」的喘，冒汗不算喔。因為有些人根本走一下就流汗了，達不到運動量。
- 大家減重加油囉。我們一起努力吧！

（二）吃到小體積但是高熱量的食物
例如：酥餅類、蛋捲、水餃、花生糖等

總是會嘴饞，很想吃小甜點時。
那應該怎麼吃？何時吃？如何搭配吃？

「吃甜點的幸福，不要肥，其實不難！」

減重最怕選錯東西，以為只要吃到小小的甜點滿足一下應該不會胖。其實這會產生兩個問題，第一，有可能會愈吃愈多，一發不可收拾。舉例來說，你有可能只吃一條蛋捲嗎？那你們知道一條蛋捲的油脂就是一茶匙的油（5cc），一般成年人一天油脂攝取不過就 6 茶匙左右（30cc），需要體重控制的大概一天會落在 3-4 份（最多 20cc），隨便吃 5 條就超標了！這樣吃下來，其實體脂肪、腰圍很快就會飆高，形成泡芙族的肥胖。

第二，當你吃甜食的時候，血糖瞬間飆高，胰島素分泌旺盛的情況下，這些糖類，易轉成體脂肪堆積，這也是每次發胖脂肪易堆積在腰圍的原因。

其實可以思考一下，我們為什麼總是想要吃這些「小體積高熱量」的甜點呢？

　　在我的減重營養門診臨床上分析來看，不外乎幾個因素，最常見就是每天不敢吃澱粉，其他食物又吃得少，當然血糖低，最後就會瘋狂的想找精緻甜點來吃，因為吃完血糖快速補充，血糖一拉高心情就愉快囉！

　　這就是為什麼吃甜點有幸福感的原因，但是這就是造成越減越狂吃，越減越失敗的原因了。還有，壓力大造成身體壓力荷爾蒙「皮質醇」分泌旺盛，驅使我們對垃圾食物的渴望，想吃小蛋糕、小甜點。因此，適當的紓壓和好的睡眠是必須的，可以降低我們的壓力荷爾蒙，讓我們減重比較不容易碰到瓶頸。

那如果真的很想吃，建議以下幾個方法：

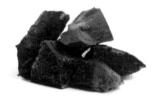

❶ 用「小包裝」控制份量，至少不會無緣無故吃下一大包熱量超標而不自知。建議也可以吃一塊 70% 黑巧克力或 2 湯匙葵瓜子解解饞就好。

❷ 吃甜點時搭配「蛋白質」食物，例如：小餅乾搭配豆漿、蛋糕搭配牛奶，可以讓胰島素不要短時間內飆太高，減少體脂肪堆積。

❸ 思考清楚來吃，有時候難免想吃甜點，「餐跟餐中間」吃吧，然後下一餐的飯量可以少半碗，當然這件事情不能常常發生，畢竟好的澱粉裡面有纖維、維生素和礦物質，是精緻甜點沒有的營養喔！

❹ 壓力大反而「晚餐要吃適量澱粉」，可以降低壓力荷爾蒙的分泌，增加體內快樂物質——血清素的產生，就不會晚上想要再吃甜點囉。

❺ 真的要減重成功，改換成「大體積高纖低熱量」的食物，例如：筊白筍、竹筍、杏鮑菇等，切成小塊的，可以吃很多，膳食纖維可以幫助增加飽足感，也會讓你減重成功。

各位正在減重的朋友們，讓我們一起努力。以上建議如果真的做到，但還是

想吃甜點，那也沒有關係，減重也需要帶著快樂的心情，我們就多做運動，消耗掉多餘的熱量，也是一個好辦法。

（三）健康食物不忌口吃過量，例如橄欖油、燕麥、酪梨

橄欖油很健康吃過量也還好吧？
燕麥也會過量？酪梨真的很好吃，要怎麼吃？

　　這些看似健康的食物，養生族的朋友一定不陌生，記住一個重點，**好食物、壞食物都是有熱量的，只要是食物吃過量都會造成熱量過剩**，只是壞食物的組成中，對人體有益營養素比較少，所以吃多了，對人體健康有更進一步的傷害。但是健康的食物也是要控制份量的；舉例來說，6 湯匙 40 克的燕麥，熱量 162 大卡也大於半碗飯。酪梨是油脂類，約 1/3 顆 100 克左右的酪梨，也快等於 4 小匙的橄欖油，熱量 92 大卡啊！

　　我的營養門診當中，就碰過一位年約四十幾歲的女性，因為血糖略高，想說要開始養生，看報章雜誌發現，要多吃蔬菜增加膳食纖維，因為每天早上開始自製養生蔬果汁，喝了一個月之後，不只血糖飆更高，三酸甘油脂也增加了，原因是她把南瓜當成蔬菜，無限制的吃，我幫她算了一下，熱量超過一碗飯，不只變胖，血糖還直線飆高。

　　另外，我在門診諮詢中還碰過一位 35 歲減重的男病人，搭配健身，為了造肌肉，每天練習 1 小時的重訓加上有氧運動後，除了三餐已經吃過量的肉類之外，會特別在運動後補充 5~6 顆水煮蛋，持續了半年後，因為健康檢查發現腎功能指數出現問題！

　　其實要提醒大家，雖然水煮蛋是我們營養師公認吸收率很高的優質蛋白質，但是 **1 顆水煮蛋 =1 隻棒棒腿 =1 杯 260ml 豆漿 =1 塊 30 克雞胸肉，也是等於一份的「豆魚蛋肉類」**，而我們成年人一天的「豆魚蛋肉類」建議攝取量大約 5~6 份。所以不只熱量超過，蛋白質攝取量也增加，因此我趕快請

他減少蛋白質攝取量，腎臟功能才慢慢恢復正常。

　　所以當你吃燕麥的時候，要記得取代澱粉，吃酪梨要取代烹調用油，就算再營養的水煮蛋，也是要算在一天的「豆魚蛋肉類」中。而且**減重的朋友每餐都要掌握三大元素，餐盤中要有高纖的澱粉**，例如糙米、地瓜、藜麥；**優質蛋白質**，例如：蛋類、豆類、魚類、瘦肉類；**再加上一碗蔬菜，以符合均衡概念，才是減重的不二法則。**

（四）吃飯速度超快，每餐 5 分鐘內吃完

　　在我門診看診諮詢的經驗中，通常減重病人，問了早年的飲食史，十個中有九個都有吃飯速度過快的問題，有些可能是每次吃飯，媽媽就給一大碗公，什麼食物都裝在裡面，用扒飯的方式快速吃完；有的是因為家裡人口眾多，造成心理壓力競爭性用餐；當然有些是後天養成的習慣，例如上班族吃飯兼開會，速度快到不知道自己到底吃了什麼。

　　其實，我們在吃東西的時候，大腦的飽食中樞收到「你在吃東西」的訊息後，會分泌瘦體素來抑制食慾，避免吃過量，但是瘦體素是需要進食約 20 分鐘後，才會分泌，所以吃得愈快，來不及分泌，就會產生雖然胃很撐但是食慾沒有下降，自然會吃過量，而熱量當然就增加。

請放慢腳步，一餐進食時間大約抓 20~30 分鐘，細細咀嚼，讓瘦體素帶你瘦下去啊！

避開「狼吞虎嚥」建議可以從幾個地方開始做起

1. 從時間較充裕的晚餐，開始訓練「慢慢吃」這件事，細細咀嚼，每口 15~20 次左右是很重要的。

2. 用餐前瞭解自己要吃什麼，將食物分類、分盤吃，可以放慢速度。

3. 餐前喝一杯水加一碗蔬菜，避免自己在過餓的情況下進食。

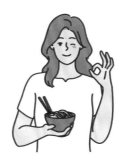

4. 也可以選擇纖維高的食物，因為不好馬上吞嚥，需要咀嚼，例如：蔬菜梗、堅果、薏仁……等。

5. 不使用湯匙吃飯，也不建議點混合式的餐點，例如：炒飯、燴飯等，很容易增加吃飯的速度，相對這些食物也比較油膩。

6. 有時食慾太好也會吃太快，飽足感可以從心理與生理來控制，所以可以使用較小較暗色的餐盤，因為小餐盤易裝滿，看起來豐盛；暗色餐盤，如：灰色、暗綠色等，可以降低瞬間的食慾，都有助於減重。

7. 每餐「定量」，不要一餐大餐一餐小餐，因為小餐後面，接著就是餓到受不了，就是大吃特吃的開始，很容易進入吃太快、吃太多的發胖循環。

其實，吃太快這件事，不只是會造成肥胖問題，也容易讓我們身體短時間內分泌大量胰島素，造成血糖不穩定，當然吃太快，食物無法在口腔，就先做第一關的消化，加重腸胃負擔，誘發胃部疾病產生，而短時間用餐量太多、速度太快，也容易造成胃食道逆流。因此，讓我們放慢吃飯速度，好好享受美食才能達到享瘦的效果。

（五）只求快速減重，產生 yoyo 效應（yo-yo effect）無限循環，復胖都是脂肪

這年頭，大家都喜歡講求特別的減重方法，尤其快速、稀奇、沒有聽過的減重法最吸引人。常常在門診聽到病人跟我說，我想要最新流行的某某節食減肥法，聽說可以一個月減十幾公斤；或是常聽到病人說，我自己減肥過，幾乎不吃東西只喝水，兩個月內快速狂瘦十幾公斤，現在復胖好多喔，比以前更胖了。

這些問題，你們有想過嗎？你已經掉入減重最麻煩的溜溜球效應了！會呈現愈減愈肥，而 胖回來的都是脂肪，結果要花更多的時間讓身體修復。麻

煩的是，在動物實驗中發現，溜溜球效應會造成胰島素阻抗、影響腎臟、心臟功能，造成未來心血管代謝疾病風險增加。

訂出目標，不求快速

　　一定要安全的減重，就是要訂出減重的公斤數。一般來說循序漸進的安全減重法，如果單純飲食控制，一個月大約減 2 公斤左右；若是有加入運動，一個月平均減 3 公斤左右，而且體脂肪大約會掉 1~2%。安全的每日減重熱量，不要低於 1200 大卡，若是要採取極低熱量 800 大卡以下的，要在醫療專業團隊的指導下進行，千萬不要貿然自己執行，會影響生命安全。而且盡量不要受到外界不明原因、沒有學術根據的減重法影響，照著自己規劃的腳步進行慢慢來其實安全許多。

表 減重目標規劃：

減重目標監測值	監測項目建議	目標設定
體重公斤數	每天量體重	飲食控制一個月平均減 2~3 公斤左右 飲食 + 運動控制一個月平均減 3~4 公斤左右
體脂肪	1~2 周量一次	一個月平均減 1~2% 男生體脂肪 <25% 女生體脂肪 <30%
腰圍	1~2 周量一次	一個月減 3~5 公分 男生標準腰圍 <90 公分 女生標準腰圍 <80 公分
減重熱量	每天減 500 大卡，最多 1000 大卡	女性平均 1,200~1,500 大卡 / 天 男性平均 1,500~1,800 大卡 / 天

劉怡里營養師設計

先從改變一個壞的飲食習慣開始

我相信大家來做體重控制，心裡應該多多少少知道自己發胖的原因有哪些。但是，不要一下子改變太多的壞習慣，這樣反而可能會因為太過壓抑而失敗。所以找出説服自己最可以改變的壞習慣開始，例如：我有一個門診女病人，她最喜歡平日上班時間嚴格控制體重，假日一定要去吃到飽的餐廳犒賞一下自己，結果體重也是反反覆的在降低增加中循環，根本減不下來，而且體脂肪一直在 30% 以上。

其實對這類型的減重病人，她也知道吃到飽會熱量爆表，平日辛苦的減重一下子就回來了，這時候，我會建議她改變一件事，就是把「吃到飽」這件事的「頻率」降低，從一個月四次到一個月兩次，然後開始學習吃到飽的進餐順序與食物選擇種類，最後戒掉這種狂吃報復性飲食的習慣。結果是體重慢慢下降，而且公斤數不會上上下下混亂，最後達到成功減重。

六大類食物都要在餐盤中，並且學會控制份量

使用每日飲食指南中六大類食物均衡的概念，餐盤中至少要有高纖澱粉＋優質蛋白質＋蔬菜，並且使用好油。其實減重時期，最怕偏食只吃特定某些食物，或是嚴重斷食，不只是會產生復胖的問題，可能會影響到身體機能的代謝，例如：掉頭髮、口角炎、暈眩、皮膚過敏、免疫力失調，或是危害生命的疾病產生。

（六）不吃晚餐餓肚子，最後餓到吃消夜

大家在減重的過程中，不外乎嘗試很多種流行的方法，最常聽到的其中一種就是跟晚餐有關的，例如：晚餐少吃一點、晚餐不吃澱粉，甚至是晚餐不要吃，趕快去睡覺，心裡一直告訴自己，餓過這一餐，明天就可以吃早餐囉。

但是最後會呈現幾個結果：有些人可能會餓到受不了開始吃消夜；有些可能人忍到隔天早餐狂吃 2 人份的早餐；當然也有人忍著忍著，就變成胃潰瘍的病人。這些晚餐減肥法，其實不需要這麼痛苦，

減重時，晚餐應該怎麼做？

1. **時間**：晚餐用餐時間盡量和睡覺時間相隔不超過 4 小時，例如：晚餐 7 點吃，盡量在晚上 11 點左右入睡。因為我們晚餐吃的食物，消化完畢需要 2-4 小時，所以最多撐到 4 小時後，就開始飢餓想要吃東西，就會不小心吃到高熱量的宵夜。

2. **地點**：用餐環境建議不要太吵雜，也盡量不要配 3C 產品吃晚餐，因為一心二用的下場，就是不知道自己吃了什麼，無意識的亂吃或吃過量的機會，就增高了。

3. **食物種類**：晚餐具備三大元素。未精緻穀類 + 高纖蔬菜 + 優質蛋白質，減重者晚餐不一定要有油脂，因為平日白天應該足夠。

4. **容器**：使用分盤的方式進食，同一種類的食物放在同一個盤子裡面，可以想像是自助餐的概念，豆魚蛋肉類一盤，蔬菜一盤，澱粉類用碗裝起來，這樣分類食物，可以讓自己知道晚餐營養均衡度有助於減重，一方面也提醒自己，晚餐盡量不要吃混在一起的餐點，例如：炒飯、肉粽、燴飯等。

5. **食物內容**：澱粉選擇的糙米、燕麥、地瓜……等；蛋白質選擇雞肉、豆類；蔬菜選擇地瓜葉、花椰菜、菇類。如果喜歡吃水果可以搭配低 GI 水果，如：芭樂、水梨、奇異果、柑橘類。

6. **特殊狀況**：白天大餐結束後，晚餐可以搭配輕食，記得早點睡才是不發胖的重點。

或許大家有聽過人家說，健康的飲食：早餐要吃得像皇帝，中餐要吃得像平民，晚餐要吃得像貧民。但是在減重過程，如果長期晚餐吃太少，反而

不利於減重，而且體重控制，我建議還是要用最舒適且安全的方式來進行，才是健康的減重。所以讓我們好好吃頓優質的晚餐，讓我們朝晚餐免挨餓、輕鬆瘦前進。

（七）遇到停滯期，直接放棄減重

停滯期其實是減重到一半很容易失敗的原因，減重時的飲食控制，熱量降低，伴隨著身體代謝率下降，就容易減重一半遇到大惡魔──停滯期！

有些人停滯幾個星期，有些人可能是幾個月，所以這時候除了等待，可以做一些事情，來加速渡過停滯期。

做出食物頻率問卷，找出停滯期中的魔鬼

有時候病人會說，我真的都有乖乖控制飲食，前面減得很順利，怎麼會停滯啊？

這時候，其實除了正常的飲食記錄之外，我還會請病人做「飲食頻率問卷」，因為這時候剛好是反思最近飲食問題最好的時間點。因為我們總是會有一、兩個在減重時期以為戒掉但是其實沒有戒掉的飲食壞習慣。例如：我的營養門診中看過一個病人，她最喜歡在飯後吃點甜點，來慰藉自己減重的辛苦，但是減重期間，她說已經沒什麼吃甜點了。

但是，我還是請她做甜點的飲食頻率問卷，結果發現她說一星期只吃兩、三次的甜點，記錄下來一星期竟然超過十次（如表格）。這時候找出原因，再加強改善一下，就突破停滯期了。

所以大家也可以試著做看看，你平常愛吃的高油高糖食物，選一樣來執行，例如：有些人就是愛吃漢堡，那就可以記錄一星期或是一個月內，吃漢堡的頻率，這樣就可以再找出飲食中，讓你瘦不下來的原因了。

表 飲食頻率表：

甜點	星期一	星期二	星期三	星期四	星期五	星期六	星期日
早餐							
早點心							
午餐	✔	✔			✔	✔	✔
午點心	✔					✔	
晚餐		✔					
消夜				✔	✔		✔

甜點頻率紀錄表設計者：劉怡里營養師

搭配運動

如果沒有運動習慣的人，這時候可以開始搭配有氧運動進行，慢慢地加入有氧運動。如果原本就有運動習慣的人，可以替換運動種類進行，或把有氧運動的時間拉高。此時，可以稍微降低一點澱粉的比例，然後增加蛋白質的攝取。

耐心等待撞牆期

這件是最難執行，大家都想要順利減重，每個月都有進展，但是身體也需要修復與重整，所以耐心這時候是最重要的。做做伸展瑜伽活動，放鬆心情，靜靜等待，這是需要時間的。

輔助保健食品

當然，隨著科技的進步，可以輔助一些減重的保健食品來促進代謝、穩定血糖，或幫助脂肪燃燒快速一點。現在市面上有降體脂肪的保健食品或茶飲，都可以在這時期加入使用，不求多，選擇最適合自己的。此時，強烈建議諮詢營養師來規劃如何加入這些輔助的保健食品。

（八）太晚睡覺——飢餓素分泌旺盛，又想吃消夜

有時候因為要加班，或下班時間比較晚，導致晚餐胡亂吃，或是根本沒有辦法吃，只能餓到消夜時間，再加上減重壓力大，晚上回到家是最放鬆的時刻，胃口正好，有時候也會很掙扎要不要吃的情況之下兩難，時間愈拖愈晚，然後就打開那包邪惡的洋芋片……，一發不可收拾。坦白說，消夜的誘惑真不少，從鹹酥雞、麻辣鍋、臭豆腐、串燒、鹹水雞、泡麵、包子等等，而且我常常說時間愈晚，飢餓素分泌得愈旺盛，想吃宵夜一定不會選擇生菜沙拉或烤地瓜，所以很容易因為這樣減重失敗。

當然愈晚吃代謝愈慢，減重很容易失敗，但是在人性化的考量下，還是可以把消夜吃的沒那麼罪惡，搭配一些小技巧，讓我們減重過程還是可以開心渡過。

只是要提醒大家，戒掉消夜，確實可以加快減重的速度喔！

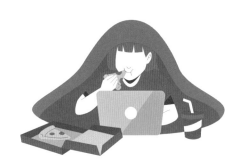

表 外食減重這樣吃

消夜類型	聰明吃法	補救辦法
泡麵	油炸麵建議可以先去掉第一次煮的水，去掉油脂，或是選擇非油炸麵，醬包油包加一半，加入蔬菜、雞蛋或是瘦肉片較均衡。湯淺嘗就可以了。	其實消夜吃澱粉，確實容易造成肥胖，所以隔天建議提高有氧運動的時間，趕快消耗多餘的熱量。
鹹酥雞	選擇三樣即可，鹹酥雞＋一樣蔬菜＋魷魚或是豆干。避開雞翅、百頁、澱粉類（炸地瓜、炸芋粿）、加工製品類（丸子、甜不辣）。	油炸物是體重的天敵，隔天建議「兩餐少油料理」或是「其中一餐無油料理」，加上夜間吃太多油炸物容易造成身體發炎。建議隔天多吃一碗「綠色蔬菜」（地瓜葉、綠色花椰菜）加上「柑橘類的水果」（柳丁、橘子、葡萄柚）降低體內氧化壓力，提升抗氧化能力。
串燒	可以選擇低熱量的烤雞肉串、烤蝦子、烤魚、烤魷魚、烤魚等。避開內臟類（烤雞心、豬大腸、豬心、）、肥油類（雞翅、五花肉、牛小排）、加工肉品（香腸、丸子類等）。	常常吃高溫炭火燒烤的食材，容易造成致癌物質在體內累積，所以其實可以在吃燒口串燒的當下，搭配「高維生素C的水果」（芭樂、奇異果、柑橘、百香果、甜柿、草莓、木瓜）來幫助排毒，加速身體代謝。

消夜類型	聰明吃法	補救辦法
關東煮	盡量挑選蔬菜類，例如：香菇、杏鮑菇、菜頭、海帶、茭白筍。避開貢丸、黑輪、豬血糕、油豆腐高油高鈉的選項。湯頭淺嘗則止。	加工食品居多，營養價值較少，建議隔天餐點一律攝取「原形食物」，補足該有的營養素，並且建議降低餐點中的鈉含量，不要額外加醬汁調味。
滷味	可以選擇蔬菜類（菇類、黑木耳、高麗菜、玉米筍、菜頭、海帶、綠色蔬菜）、豆干、腱子肉、嘴邊肉、雞腿、鳥蛋、鴨胗、凍豆腐、豬血鴨血類。避開大腸、雞爪、雞翅、雞心、雞屁股、豬五花、豬耳、豬腸、百頁豆腐、炸豆皮、貢丸、鑫鑫腸和所有加工類製品。	醬汁中多含高鈉的風險，建議隔天選擇低鈉的食物，或是多攝取「高鉀的食材」來幫助鈉的代謝，可以清燙不加醬料、不加鹽來調味高鉀蔬菜，例如：綜合菇類、竹筍、菠菜、空心菜、地瓜葉、綠花葉菜、紅莧菜等）。
小吃類	可以選擇清蒸肉圓、涼麵、味增蛋花湯、清粥小菜、潤餅捲、清蒸豆腐、瘦肉掛包、烤魷魚、涼圓、菜燕。避開烤香腸、炸臭豆腐、大腸麵線、蔥油餅、烤香腸、米糕、麻糬。	美味的傳統小吃必較容易伴隨的高油、高鈉及蔬果量少的缺點，隔天建議「其中一餐採取無油飲食」，並且提高蔬果的攝取量，可以比平時多攝取「一份蔬菜＋一份水果」，讓高纖蔬果可以幫助油脂代謝，而且裡面豐富的植化素也可以提升身體的抗氧化力。

劉怡里營養師製表

🍊 外觀的瘦不代表健康

這週在門診碰到一位二十出頭歲的女病人，是一位剛踏入社會的新鮮人，她說想要來看減重，我看看她的體態，外觀瘦瘦的，對，是瘦的！身高 165 公分體重 50 公斤，根本沒有她說的肥胖，我疑惑的問她，為什麼要來掛我門診，她陳訴說自己學生時代有打籃球，上班後根本沒有時間運動，外食比例增加，體重開始增加，體脂肪是 33%，而且抽血結果血糖竟然有問題！

其實這幾年減重門診，常常遇到外觀看起來不胖，但是生化數據有問題的年輕人，這現象反映出現代人其實無形中吃入高糖、高油的餐點或點心，而不自覺，或是平日吃很少，假日常常犒賞自己吃大餐，造成血糖問題。

很多人很在意熱量，確實熱量過多會造成體重增加，但是提醒大家，可能在精算熱量的情況下，卻不知道自己攝取到的其實是油與糖比例高的食物，所以才會造成外觀瘦瘦的，但是體脂肪或血脂與血糖都開始陸續有問題。

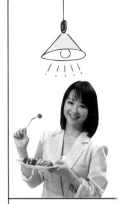

再瞭解多一些！

隱藏性的高油、高糖、高鹽的餐點

❶ 麵攤：三角油豆腐、肝連肉、豬皮、羹麵、貢丸湯。

❷ 滷味：百頁豆腐、油炸豆皮、豬大腸、泡麵。

❸ 自助餐：炒茄子、三杯雞、蜜汁雞腿、麻婆豆腐、炸鱈魚排、附贈冬瓜茶。

❹ 便利商店：熱狗、炒飯、炸雞翅、燴飯便當

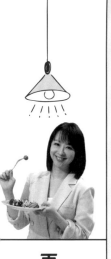

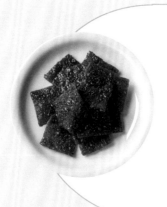

隱藏性的高油高糖高鹽的點心

❶ 紅豆 / 奶油餅

❷ 蔥油餅

❸ 花生豆花湯

❹ 堅果塔

❺ 豬肉乾

❻ 檸檬金桔類飲料

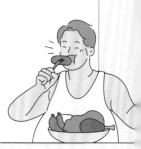

　　健康的體態，其實不只要在意外觀的胖瘦，還要進一步去瞭解食物中的高油、高糖的比例，這些都會影響未來抽血生化數據。但是為什麼有人會不自覺的選到這些食物？我臨床上觀察到，減重的人因為平常正常的三餐吃太少，膳食纖維或澱粉不足，導致飢餓感上升，忍到不行時，特別想要選擇高糖、高油食物，來瞬間滿足自己，就在惡性循環下，造就了一個泡在油糖的體質。

　　所以控制熱量是第一步，但是控制油和糖才是減重更該注意的事情！

表 上班族 1200 大卡減肥餐

早餐	烤兩片吐司夾蛋（不抹美乃滋）+240cc 低脂鮮奶一杯
早點心	綜合水果一碗（100 克）
午餐	自助餐的半碗飯 + 炒綠色蔬菜一道 + 涼拌海帶絲一道 + 魚一條 + 涼拌豆腐一塊

下午茶	水果一碗（100 克）＋ 低脂優格 210 克
晚餐	小碗陽春湯麵一碗 + 清燙時蔬蔬菜一盤 + 滷海帶一盤 + 腱子肉一盤

營養師的減重營養衛教好朋友 —— 大番茄

　　如果常在做菜的朋友，家裡冰箱打開，通常會有準備大番茄，因為不管是煮湯或炒菜，都是很好的搭配來源。只要夏季來臨，我在營養門診時，就會請減重族群準備這個營養美味又實用的大番茄。

大番茄優點：

1. 熱量低，醣分少，歸類在蔬菜，一顆約 25 大卡，是減重時對抗飢餓感的好食物，不但可以增加飽足感，也可以順便補充蔬菜的營養。

2. 其實大番茄生吃、熟吃各有好處。生吃可以獲取維生素 B 群、維生素 C 和膳食纖維，幫助增加飽足感；加熱、加油煮熟吃，更能幫助提升脂溶性維生素 A、維生素 E 和 β - 胡蘿蔔素的吸收，維持免疫力和護眼。

3. 大番茄是蔬菜，所以外食族的朋友，在蔬菜補充不足的情況下，可以攝取大番茄來補充蔬菜量，平均一顆約 130 克大番茄 =1 份蔬菜量。

4. 高血壓病人建議使用 DASH 飲食，尤其是鈣、鎂、鉀離子很重要，大番茄是很好的鉀、鎂離子來源，加上酸酸甜甜，可以替代重鹹的調味料，放入飲食計畫中可以維持血管健康。

5. 國際知名《臨床營養學》期刊研究顯示，大番茄富含褪黑激素，睡前 2 小時吃 250 公克，約 2~2.5 顆牛番茄（也可以打成汁食用）連吃 2 個月，可有效改善睡眠品質。

有些族群食用大番茄要注意：

- 限鉀的腎臟病人，需要配合營養師諮詢食用
- 胃食道逆流的病人建議不要空腹吃
- 對番茄過敏的人

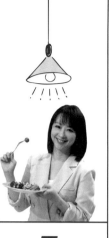

想要體重控制，水你喝對了嗎？

1. 成年人每天要喝多少水？（方法一）

⇨健康成年人：體重 **x30**

例如：女生 50 公斤一天總水量是 50x30＝1500c.c.

⇨減重者：體重 **x40**

提醒：總水量包含湯湯水水；例如：開水、咖啡、湯品、茶飲

2. 成年人每天要喝多少水？（方法二）

每消耗 1 大卡熱量約需要 1c.c. 的水。

舉例：一個成年女生一天熱量是 1600 大卡（男性 1800 大卡），總水量扣掉新鮮食物中得到的水分（約 800cc.），建議你剩下的 800c.c 可以來自於白開水。

3. 慢慢喝，小口喝，不要口渴才喝水，因為口渴時代表身體可能已經開始脫水了！

4. 簡單觀察飲水量夠不夠，可以檢查自己尿液，正常的尿液為淡黃色，代表飲水量足夠，如果尿色濃帶臭味，有可能就不足囉！

5. 運動喝水建議：

- 運動前 30 分鐘喝 300c.c.
- 運動中每 20 分鐘補充 100~200c.c.
- 運動後 30 分鐘內可以再補充 200c.c.

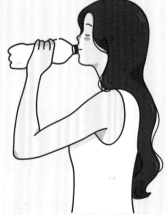

6. 如果不想喝白開水可以喝：花草茶、麥茶、檸檬皮泡水、玉米鬚茶等無糖飲品。

7. 要特別注意水分補充的族群：業務、外送員、運動員、結石體質、感冒、銀髮族。

8. 喝水小技巧：

減肥族群：餐前喝水 200c.c.

便祕族群：起床喝水 300c.c.

泡澡族群：前後都要喝水約 200c.c.

高血脂族群：睡前喝 100c.c.

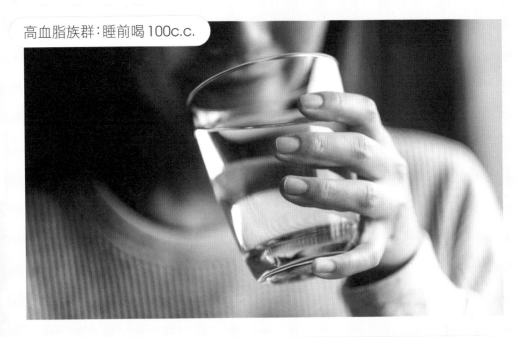

腹瀉族群：一天腹瀉大於 3 次，可以飲用
稀釋運動飲料， 運動飲料：水 =1:1。

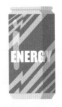

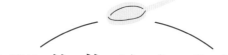

雞腿蔬菜義式番茄湯

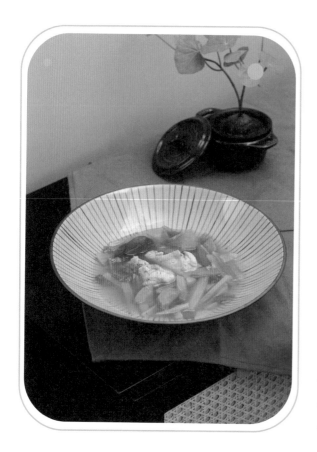

材料
MATERIAL

芹菜	80 克
大番茄	3 顆
洋蔥	1 顆
紅蘿蔔	1 條
水	1000c.c.
月桂葉	5 片
義式香料	1 小匙
鹽	適量
黑胡椒	適量
小雞腿	3 支

作法
PRACTICE

01　芹菜切段、紅蘿蔔去皮切小丁。洋蔥切絲。

02　煮一鍋滾水，放入小雞腿、大番茄、洋蔥、紅蘿蔔、月桂葉煮 15 分鐘，續下芹菜煮 10 分鐘。

03　加入鹽、義大利香料、黑胡椒調味即完成

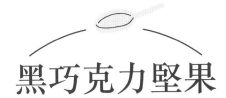

黑巧克力堅果

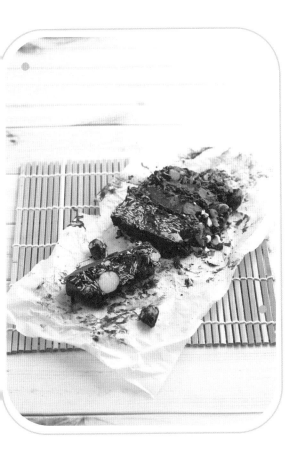

材料

MATERIAL

80% 巧克力…………	150 克
蜂蜜 …………………	25 克
堅果 …………………	50 克
麥片 …………………	80 克
蔓越莓乾……………	30 克
鹽 …………………	適量

作法

PRACTICE

01 巧克力隔水加熱融化，加入蜂蜜、鹽拌勻。

02 續加入堅果、麥片、蔓越莓乾，倒入容器中冷卻即完成。

Part —— 2

如何補充不足的營養素？

近來葉黃素很夯，因為大家都說它能護眼，但是能護眼的好像不只葉黃素？

其他許多營養素也是一樣，大家好像懂得它的作用，

不過，卻又說不明白怎麼攝食，我們來看怡里營養師怎麼說？

補鐵食物你選對了嗎？

診間故事

雨軒的月事剛來，媽媽想買豬肝、菠菜，幫女兒補身又補鐵。但是走到菜市場才發現菠菜不是時節，價格貴、品項也差。

菜販抓著一大把紅莧菜跟媽媽說：「可以用這個代替啊，紅莧菜的鐵質才是最多的，而且豬肝有很多膽固醇、重金屬⋯⋯。」媽媽聽了半信半疑，想想是不是要先問營養師的意見再來買菜？

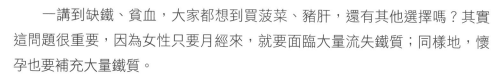

🍠 這些都是對的

牡蠣、貝類也是高鐵食物
貧血也要補蛋白質
做甜湯要用黑糖

🍠 營養師劉怡里帶觀念

一講到缺鐵、貧血，大家都想到買菠菜、豬肝，還有其他選擇嗎？其實這問題很重要，因為女性只要月經來，就要面臨大量流失鐵質；同樣地，懷孕也要補充大量鐵質。

而坊間的傳言、迷思，像是老一輩說的空心菜補鐵；還包括紅蘋果、紅葡萄⋯⋯等，只要紅的就補鐵？其實有很多誤解在裡面。因此，怎麼樣才能補充到好的鐵質，還有哪些食材有含量更豐富的鐵？補對了才能預防貧血讓精神滿滿喔！

其實，貧血還有許多種類型，常見的有，缺鐵性貧血、地中海型貧血、惡性貧血、失血性貧血等，如果有貧血的症狀，建議大家還是要先找醫生確定自己的問題在哪裡。

缺鐵有什麼影響？

什麼樣的人容易缺鐵？除了生育年齡婦女、孕婦，成長中的兒童和青少年都有可能會缺鐵。嚴重的缺鐵會造成貧血，那比較輕微的缺鐵會有什麼症狀呢？

(表) 缺鐵對各年齡層的影響

對象	影響
懷孕婦女	早產機率增加、新生兒生長發展遲緩
懷孕授乳時發育中的嬰幼兒	缺鐵性貧血、未來語言能力差、運動協調與平衡不佳、注意力降低
兒童、青少年	生長遲緩、虛弱無力、學習認知能力降低
成人	疲倦、抵抗力減弱、無痛性舌炎、口角炎、匙狀指甲、缺鐵性貧血
一般外表徵兆	蒼白、畏寒、疲倦、衰弱

劉怡里營養師製表

怎樣補鐵最快？

食物中的鐵有分為血基質鐵，跟非血基質鐵，如果口語化就是動物性食物的鐵（血基質鐵），跟植物性食物的鐵（非血基質鐵）。

血基質鐵一般存在紅肉，例如：牛肉、豬肉、羊肉、馬肉等。占飲食鐵質總量約 5%-10%，但是吸收率高，吸收率平均 25 %，體內缺鐵時可提高到 40 %，當鐵充足時可降到 10 %。其吸收不受飲食中的其他成分影響。但是要注意，**長時間高溫烹調會使血基鐵分解成非血基鐵，降低吸收率。**

非血基質鐵就是從蔬菜、水果、穀物類來補充，其吸收率平均約 7.5 %，

體內缺鐵時可提高到 21 %，當鐵充足時會降為 2.5 %。所以建議要連同攝取飲食中的維生素 C、蛋白質一起幫助非血基質鐵的吸收。

　　總而言之，以補鐵的速度來講，動物性的食物鐵補充速度比較快，吸收率也比較高。

　　我會建議大家，如果真的是很嚴重的缺鐵性貧血，除了醫生會開鐵劑，在飲食方面，可優先用動物性的血基質鐵來補充。如果只是輕度的缺鐵性貧血、一般想要補充鐵質的民眾，或是女性月經來，我建議可以採綜合性的補充，就是動物性的鐵與植物性的鐵都補充，因為紅肉不要吃太多，比較健康。

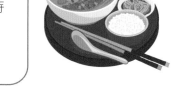

┌─ T I P ─────────────────────

影響非血基質鐵質吸收的原因：
- 茶中的單寧酸，避開用餐時喝茶
- 五穀與豆類種子中的植酸
- 鈣會影響鐵的吸收，建議攝取時間相隔 2 小時
- 攝取過量的鋅
- 過量的膳食纖維

　　另外提醒，補鐵不是越多越好，不要自己買一堆補鐵的保健食品，攝取過多的鐵，對於心血管有不好的影響，也會造成自由基形成，可能與癌症、老化現象有關，鐵的上限攝取量，成年人一天不要超過 40 毫克。

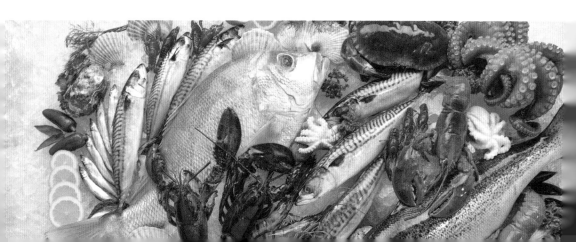

表 國人膳食營養素 - 鐵 參考量表

年齡	攝取量（毫克）
0-6 個月	7
7 個月 -9 歲	10
10 歲 -18 歲	15
19 歲 -50 歲	男生 :10　女生 :15
51 歲 -71 歲以上	10
懷孕第三期	額外 +30
哺乳期	額外加 30

資料來源：第八版國人膳食營養素參考攝取量

海產類、肉類、動物內臟、蛋類

很多人覺得紅肉是紅色，裡面鐵質應該會比較豐富，事實上海產類的西施舌、文蛤、九孔等，是紅肉的好幾倍，還有章魚、海蜇皮的鐵質含量也是蠻高的，一般人都忽略了。

鵝肉、鴨肉的鐵質都比牛肉高，牛腿肉、牛腱也是牛肉裡鐵質較高的部位，而且脂肪較少。內臟中雖然民間都說豬肝補血，但是不如直接吃鴨血，反而鐵質更豐富，也可以說是「以血補血」。

雖然鴨血比較好，但鴨血必須是純鴨血，現在很多鴨血不純，混合了色素、其他成分，所以採購時要慎重。而豬肝考慮到可能含過量重金屬，所以我們不一定都吃豬肝，可以從其他類型的食材著手。

另外，缺鐵性貧血不一定只有補鐵，還要補充蛋白質，因為我們的紅血球的主軸是蛋白質，再來是鐵，所以兩者都要補充，所以優質蛋白質也是很重要的，例如鵝蛋、雞蛋等等。

表 含鐵量高的常見魚蛋肉類食材

食材	鐵含量
海產類	1 碗西施舌 ＝41.1 毫克 1 碗九孔 ＝13.7 毫克 1 碗文蛤 ＝10.3 毫克 1 張濕的生海蜇皮 ＝4.2 毫克 1 碗風螺 ＝3.8 毫克 1 兩掌熟章魚 （30 克）＝1.7 毫克 1 兩掌去殼生蠔（50 克）＝2.5 1 兩掌生大頭蝦（35 克）＝1.4 毫克
肉類	1 兩掌熟鵝腿肉 ＝5.6 毫克 1 兩掌牛腿肉 ＝1.4 毫克 1 兩掌熟鴨肉 ＝1.3 毫克 1 兩掌熟豬肝連 ＝1.3 毫克 1 兩掌紅面正番鴨 ＝1.2 毫克 1 兩掌熟牛腱 ＝1.1 毫克
動物內臟	1 兩掌鴨血 ＝8.9 毫克 1 兩掌豬肝 ＝4.9 毫克 1 兩掌膽肝 ＝4 毫克
蛋類	1 顆熟鵝蛋 ＝7.1 毫克 1 顆熟鹹鴨蛋黃 ＝3.4 毫克 1 顆皮蛋 ＝2.7 毫克 1 顆熟紅面番鴨蛋 ＝2.3 毫克 1 顆熟土雞蛋 ＝1.2 毫克 1 顆熟雞蛋 ＝1 毫克

資料來源：衛福部

五穀根莖雜糧類：

坊間說，女生月經來要吃紅豆湯，其實也有它的道理。不過澱粉中，也不一定要吃紅豆，皇帝豆、花豆的鐵質含量也很多。我會建議女生可以選擇紅豆湯、花豆湯做的甜湯，可以用黑糖代替砂糖，因為黑糖含鐵量也不錯。但是畢竟這些都是植物性食物中來的鐵，記得**餐後搭配高維生素 C 的水果幫助吸收。**

表 含鐵量高的常見五穀根莖類食材

食材	鐵含量
五穀根莖雜糧類	1 碗麥片粥 =4.2 毫克 1 湯匙皇帝豆 =2.3 毫克 1 碗黑糯米飯 =2.1 毫克 1 碗糙米飯 =2.1 毫克 1 碗紅豆湯 =2 毫克 1 湯匙熟花豆 =1.2 毫克 1 碗小米粥 =1.2 毫克 1 兩掌豬血糕 =6.6 毫克

資料來源：衛福部

蔬菜類、水果類、堅果類：

素食的人比較容易有缺鐵性貧血的問題，原因在於飲食上較少鐵質豐富的食材，而且植物性食物中的鐵吸收率較低，多攝取穀物及深綠色蔬菜也是可以補充部分鐵的來源。所以茹素的女性在月經來時，就要從各方面去補充。例如可以多吃一點黑芝麻醬、杏仁果等，還有挑選高鐵的蔬果。

在蔬果類中，很多人都會以為見紅就是鐵含量高，事實只對一半，比如紅莧菜是紅的，莧菜是綠色的，甜碗豆也是綠色的、玉米筍是黃的、甜柿是黃的。

至於坊間常說的龍鬚菜、地瓜葉可以補鐵，實際上鐵含量反而沒有上面舉例的蔬菜高，所以茹素的朋友，在蔬菜選擇上，可以參考下面的表格來攝取，比較不容易缺鐵。

表 含鐵量高的蔬菜、水果、堅果食材：

食材	鐵含量
蔬菜類	1 碗紅莧菜 ＝24 毫克 1 碗甜豌豆 ＝17 毫克 1 碗山芹菜 ＝15.6 毫克 1 碗黑甜菜 ＝13.4 毫克 1 碗莧菜 ＝9.8 毫克 1 碗紅鳳菜 ＝8.2 毫克 1 碗玉米筍 ＝7.8 毫克 1 碗澎湖絲瓜 ＝6.8 毫克 1 碗皇冠菜 ＝5.6 毫克
水果類	1 碗甜柿 ＝2.4 毫克 1 碗聖女番茄 ＝1.4 毫克 1 碗西瓜 ＝1 毫克 1 碗哈密瓜 ＝1 毫克
堅果	1 湯匙杏仁果仁 ＝5.9 毫克 1 湯匙腰果仁 ＝3.9 毫克 1 湯匙芝麻醬 ＝3.9 毫克 1 湯匙開心果 ＝2.2 毫克

資料來源：衛福部

補充鐵的小技巧：

（一）植物性食物中的鐵，吸收率比較差，可以在餐後攝取高維生素 C 的水果，例如：芭樂、柑橘類、奇異果、木瓜、小番茄等，來幫助餐中鐵的吸收。如攝取的是動物性食物中的鐵，其實不用太在意餐後要補充高維生素 C 的食物，反而是餐中要記得吃蔬菜，蔬菜中的維生素 B 群，可以使鐵的利用率更好。

（二）吃葡萄、葡萄乾可以改善臉色蒼白和手腳冰冷的症狀，
這是真的嗎？
見紅就補？

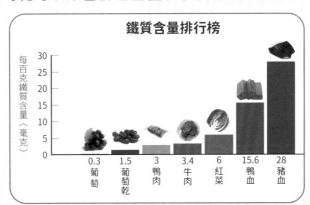

鐵質含量排行榜

每百克鐵質含量（毫克）

| 0.3 葡萄 | 1.5 葡萄乾 | 3 鴨肉 | 3.4 牛肉 | 6 紅菜 | 15.6 鴨血 | 28 豬血 |

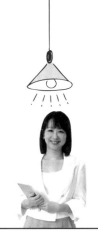

再瞭解多一些！

（三）貧血要趕快補鐵？

其實貧血的原因有很多種，地中海貧血和缺鐵性貧血基本上是國人最常見的兩種貧血，所以透過血液的常規檢查來判斷你是屬於那一種貧血，如果是缺鐵性貧血或是月經來時候的貧血，可以補充含鐵食物或是鐵劑。

如果是地中海型貧血，不建議補充鐵劑，也不建議吃太多高鐵質的食物，例如：肝臟、內臟類、紅肉等。因為此類型的族群患者主要並不是缺鐵，原因是血紅素不健全所以會導致溶血，溶血釋放出來的血鐵質，會堆積在器官導致傷害。因此如果飲食中補充過多的鐵質，反而會加重器官的傷害，此族群的人需要補充的是葉酸，所以多攝取蔬果才是重點。

文蛤紅莧菜湯

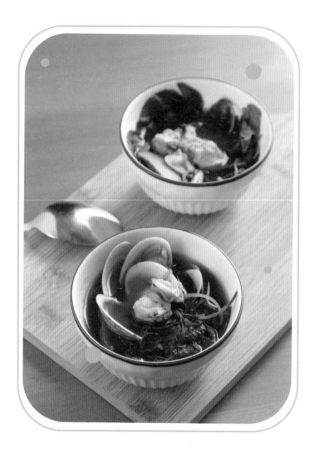

材料

MATERIAL

文蛤 ⋯⋯⋯⋯⋯⋯ 300 克

紅莧菜⋯⋯⋯⋯⋯⋯ 1 把

薑片 ⋯⋯⋯⋯⋯⋯ 2 片

麻油 ⋯⋯⋯⋯⋯⋯ 15c.c.

鹽 ⋯⋯⋯⋯⋯⋯ 適量

做法

PRACTICE

01 熱鍋，下麻油爆香薑片。

02 倒入水、文蛤將水煮滾，蛤蠣開口。

03 加入紅莧菜和鹽調味即完成。

蘿蔔番茄燉牛腱

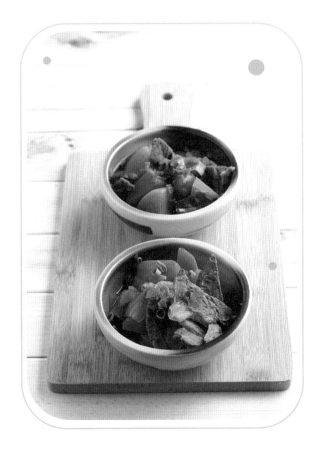

材料
MATERIAL

牛腱	1 顆
紅蘿蔔	200 克
白蘿蔔	200 克
番茄	2 顆
洋蔥	1 顆
醬油	6 大匙
味醂	2 大匙
料理酒	3 大匙
水	600c.c.
蔥	1 支
月桂葉	3 片
蒜頭	5 瓣

做法
PRACTICE

01 紅蘿蔔、白蘿蔔去皮切滾刀塊;洋蔥切絲;番茄切塊;蔥切段。

02 牛腱冷水入鍋煮滾去血水,取出牛腱。

03 鍋中加入牛腱、蔬菜和所有調味料,以中大火煮滾,轉小火燉煮 1 小時以上,取出牛腱切片即完成。

你可能缺「碘」喔！

懷孕的思彤去醫院產檢，醫生請她注意補充養分：葉酸、鎂、鈣、鐵⋯⋯等。

「最近國人缺碘的情況很嚴重，你也要注意一下，對胎兒跟小孩的發育影響非常大喔！」醫生道。

思彤問：「不是鹽巴裡就有碘嗎？怎麼會缺乏呢？」

醫生說：「很多鹽都沒有碘啊！還有怎麼煮菜也有差。」

思彤想，當媽媽真是不簡單的事啊，回去趕快看看鹽巴包裝的成分表吧！

這些都是對的

\# 貴的鹽沒有比較好

\# 錯誤的烹煮會讓碘流失

\# 缺碘會肥胖

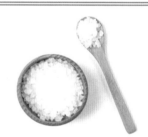

營養師劉怡里帶觀念

國人缺碘，而且超過一半！！其實不只在台灣，世界衛生組織（WHO）發布的資料中，好多個先進國家都有缺碘的狀況，包括：英國、丹麥、挪威、紐西蘭⋯⋯等。

在大家的印象裡似乎沒有缺碘的感覺，其實這是日積月累的問題，早期我們的鹽是由台鹽專賣，而且強制加碘，食鹽加碘後，台灣就沒有碘不足的情況。但最近為何又會出現碘不足呢？

A 開放國外進口高級鹽，名稱有多種，例如：玫瑰鹽、純海鹽、火山鹽、鹽之花……等，許多人以為貴的比較好，只吃這種不含碘的鹽。

B 長時間的烹煮方式會讓碘流失，台灣人喜歡吃大火快炒、長時間燉煮，雖然外食中加的鹽是加碘鹽，但因為烹調方式仍然會讓碘流失。

C 部分民眾長期少食用含碘食物，例如：海帶、海苔等。

安心增加「碘」攝取

選用加碘鹽

鹽巴中加入「碘酸鉀」或「碘化鉀」，稱為「碘鹽」。可以維持甲狀腺健康跟智力發展。對於一般人，我建議不用買太貴的鹽，買台鹽的加碘鹽就好，因為最便宜也實用。

如果已經買了國外的高價食用鹽或是不含碘的鹽，建議孕婦、兒童、要減肥的三種人就不要用。因為缺碘對孕婦、兒童、減肥的人影響很大。

值得注意的是，台鹽也有不加碘的鹽，為何不加碘呢？因為有些特殊的病人他不能吃碘。比如，某些甲狀腺疾病的病人就要限碘的。

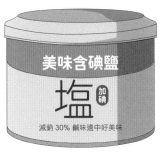
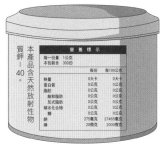
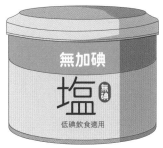

加碘的「碘鹽」　　　　碘鹽的成份表會標示含碘量　　　　未加碘的無碘鹽

避免長時間高溫烹煮

就算食物中有天然碘，在烹調時也用了加碘鹽，還是要注意烹飪過程中，碘的流失。最好避免長時間高溫煎、炒、煮、炸，多採用清蒸、涼拌的烹飪方式，**起鍋前再放碘鹽調味**也是好方法，以減少流失。

哪些食材含碘？

一般講到碘的食材，最口語化的記法就是「紫菜、海帶、魚貝類」這三大項。

對於常常外食的人，因為無法確定餐廳是否使用加碘鹽，例如有些高檔餐廳，標榜使用進口高檔的鹽，這些鹽可能都沒有加碘。我建議平常就要多攝取含碘食物，如此才可避免缺碘的情況。

另外，網路上有建議使用自製昆布高湯，取代味精、雞高湯等烹飪方式，也能攝取到碘，但要注意煮高湯時水滾就要關火，避免長時間燉煮，讓碘又流失了。

表 常見含碘食材

每 100 克	碘含量（微克）
裙帶菜（乾）	15878
紫菜（乾）	4323
海帶	923
蝦皮	264.5
蝦米	82.5
菠菜	24
金槍魚	14
墨魚	13.9
甲殼貝類及海魚	3.3-210
牛奶	23.7
水煮雞蛋兩顆	58

資料來源：食藥署食用玩家

不過量攝取鹽

因應國人缺碘的問題，我國已經把加碘鹽的碘含量提高了，不過鹽吃多了，鈉的攝取量容易超標，記得成人每日食鹽總攝取量，最好不要超過6公克。

還有，限鉀腎臟病人要注意「減鈉含碘鹽」，因為這類病人要限制「鉀」的攝取，減鈉含碘鹽是減鈉，而用鉀來代替風味，又加了碘酸鉀，腎臟病人要小心，不能選用到這種鹽。

此外，另有兩個族群也要注意：罹患高碘性甲狀腺腫及因甲狀腺疾病必須接受碘131放射檢查或治療的患者。這些患者為了幫助提高治療的效果，建議遵循醫師指示，反而要選用「無碘鹽」及避免含碘量較多的食物。

表 衛福部給國人的碘建議量 (第八版)

對象	碘每日建議攝取量 (微克)
1—3 歲	65
4-6 歲	90
7-9 歲	100
10-12 歲	120
13 歲以上	150
孕婦第一期 - 第三期	額外加 75
哺乳婦女	額外加 100

劉怡里營養師製表

※ 每日建議成人攝取鹽 6 克，相當於獲取 120-198 微克的碘，我們成年人一天需要 150 微克，如果真的不足，可以從其他高碘食材做補充喔。

缺碘影響大

碘是我們人體必需的微量營養素，包括生長、發育等都需要它，尤其是對孕婦、兒童、減肥三個族群很重要。

其中，孕婦缺碘會影響胎兒成長，寶寶容易得到呆小症；發育中的兒童若缺碘，會影響智力；成人缺碘會影響到代謝，新陳代謝變慢就容易發胖，為何有人說缺碘會肥胖，就是這樣的問題。

我曾經遇到一位減肥減不下來的案例，就是因為缺碘導致新陳代謝太慢，她平時就是沒有使用加碘鹽，外食吃高檔餐廳，那些餐廳也不用加碘鹽。在我提醒她自己做菜時，或是吃減肥餐時，要使用加碘鹽後，情況便順利改善。

表 碘的作用

碘是人類的「必須微量營養素」之一，功能是用來合成甲狀腺素，而甲狀腺素則是用來調節生長發育、產能與產熱，是新陳代謝的關鍵。		
缺乏	成人	甲狀腺腫大。 造成調節人體代謝膽固醇、蛋白質、碳水化合物的分解、合成功能改變。 失去活力、怕冷、體重增加、水腫、思考遲緩。
	兒童	影響腦神經發育與成熟、智力與學習能力、生長遲緩。
	孕婦缺碘	寶寶發生呆小症，幼兒可能智力低下、身材矮小。
	孕婦嚴重缺碘	重造成流產、早產，胎兒畸形或者是胎兒發育遲、嚴重智障、短小性癡呆症、聾啞症。
過量		碘致甲狀腺腫、甲狀腺功能衰減及提高甲狀腺腫瘤的發生率。

劉怡里營養師製表

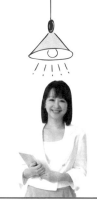
如何在家製備簡單製備含碘高湯？

- 葷食者：乾燥的昆布洗淨，浸泡在冷水中1~2小時後，加熱，等到開始沸騰，即將海帶取出，再繼續煮滾，灑上柴魚，冷卻過濾後就是美味且含碘量豐富的昆布柴魚高湯了！

- 素食者：根據上面的煮法，不要灑上柴魚，單純昆布高湯一樣富含碘喔！

真的很喜歡外國海鹽的味道怎麼辦？有些人真的很愛特殊口感的進口鹽，放棄不了這麼美味的鹽怎麼辦？

因為現在外國的鹽種類很多，有些廠商也漸漸發現這些問題，會在額外添加碘。下次逛超市可以認真選看看，你愛吃的進口鹽上面有沒有這個英文字「Iodized」。如果有，就代表有額外添加碘。

減重的族群要適當補充碘？

確實長期缺碘會造成代謝變慢，所以會產生疲勞虛弱、體重增加、肥胖的問題。減肥族群記得在烹調時雖然要減少熱量，但是也要適當的加入含碘鹽，或是吃含碘食材喔！

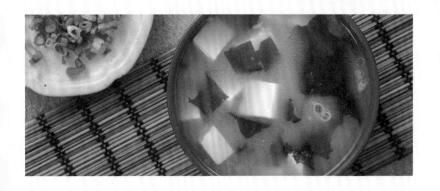

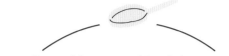

海帶芽香菜拌透抽

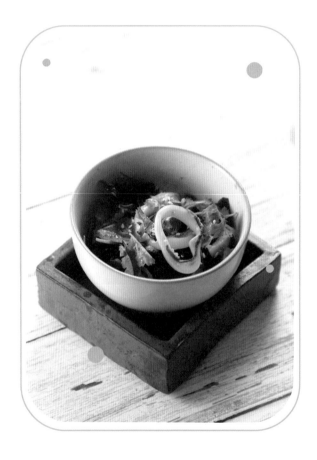

材料

MATERIAL

乾燥海帶芽⋯⋯⋯⋯⋯ 10 克
香菜 ⋯⋯⋯⋯⋯⋯⋯⋯ 10 克
透抽 ⋯⋯⋯⋯⋯⋯⋯⋯ 半尾
洋蔥 ⋯⋯⋯⋯⋯⋯⋯⋯ 30 克
昆布醬油 ⋯⋯⋯⋯⋯⋯ 2 大匙
麻油 ⋯⋯⋯⋯⋯⋯⋯⋯ 1 小匙
碘鹽 ⋯⋯⋯⋯⋯⋯⋯⋯ 適量
白芝麻⋯⋯⋯⋯⋯⋯⋯⋯ 適量

做法

PRACTICE

01 透抽切圈，泡料理酒 15 分鐘。

02 熱一鍋滾水汆燙透抽。

03 海帶芽泡熱水，取出後泡冰水冰鎮，並瀝乾水分備用

04 海帶芽、洋蔥、香菜、透抽、昆布醬油、碘鹽適量、白芝麻拌勻即完成。

什錦蔬菜炒蛋

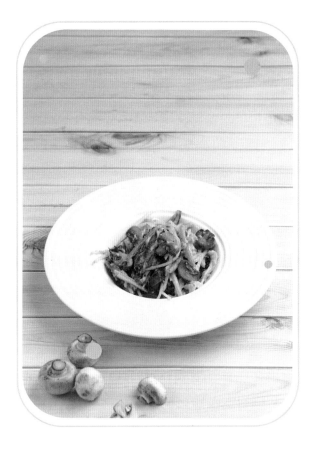

材料

MATERIAL

菠菜 ····················· 120 克

綠豆芽 ···················· 40 克

蛋 ·························· 2 顆

蘑菇 ······················· 6 顆

碘鹽 ······················ 適量

起司片 ····················· 2 片

橄欖油 ···················· 15 克

做法

PRACTICE

01　菠菜洗淨切段。綠豆芽去尾端

02　熱鍋，下油後加入蛋液拌炒，另外將蘑菇煎到出水。

03　續下橄欖油，並加入菠菜、豆芽菜炒熟，碘鹽、起司片炒到稍微化開即可。

膽固醇和你想的大不同

診間故事

「你又去應酬，吃海鮮熱炒！」佳琪生氣的罵老公，「上個月健康檢查醫生說你膽固醇過高，今天早上你還吃了兩顆荷包蛋，雞蛋、蝦子……你吃了多少膽固醇啊？」

老公回嘴：「醫生說可以吃海鮮啊，報紙也寫蛋吃好幾顆也沒關係。」佳琪更生氣了，可是又一下子想不到怎麼反駁，「哼！現在這麼瀟灑，等你血管塞住，就跟醫生講不要裝支架。」

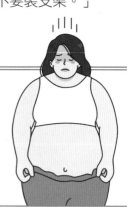

🔖 這些都是對的

 # 膽固醇過高跟基因有關
 # 紅肉比蛋、海鮮更容易堵住血管
 # 零食吃太多，膽固醇也高

🔖 營養師劉怡里帶觀念

我每次去演講或是上電視，永遠都會有朋友問膽固醇跟吃蛋的問題，因為愈來愈多的研究報告出爐，許多新的觀念出來，大家也很想知道究竟是如何？

🔖 什麼是血脂？

血漿中的脂質，以脂蛋白的型式在血中循環運送，主要包含：膽固醇、三酸甘油脂和磷脂質。

• 低密度脂蛋白（LDL）：攜帶的膽固醇通常稱為「壞」膽固醇，因為這類脂蛋白可能會在血管沉澱，堆積並造成阻塞。

- 高密度脂蛋白（HDL）： 攜帶的膽固醇通常稱為「好」膽固醇，因為這類脂蛋白可幫助移除血管壁過多的膽固醇。
- 三酸甘油脂（TG）： 主要存在於乳糜微粒與 VLDL，濃度很容易受到食物的影響，攝取大量的油脂、糖類、醣類和酒精時，會提升血漿中 TG 的濃度。

　　研究顯示，有較高的三酸甘油脂、總膽固醇、LDL 和較低的 HDL，會提高冠狀動脈心臟病和腦血管病變的發生率。

　　其實膽固醇在體內有功能的：

1. 構成細胞膜的主要成分
2. 合成荷爾蒙的原料
3. 製造膽酸、維生素 D 的重要元素

含膽固醇食物究竟能不能吃？

❶ 膽固醇是不是吃進來的？

　　早期我們認為食物中的蝦子、雞蛋會有很多膽固醇，就數據上來看是對的，但是人體裡約有 70-80% 膽固醇是身體自己自製造的，只有約 20-30% 是來自於飲食中；會影響你血液中的膽固醇多寡的因素，基因很重要。

　　所以，膽固醇過高可能是家族的問題：一是基因，二是年紀的影響。如果爸爸膽固醇過高，也許年輕時沒有過高，等到了年紀到的時候，可能膽固醇過高就會跑出來。然後兒孫後代也要小心。至於飲食是否會影響？會占 20-30% 的因素，還是要請大家多多注意。

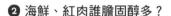

❷ 海鮮、紅肉誰膽固醇多？

要談食物裡面的膽固醇，另一個重要考慮的因素是**飽和脂肪酸**，因為現在看食物與心血管的危害，要注意的是「升膽固醇指數」（CSI）。

所謂「**升膽固醇指數**」是以食物中的飽和脂肪及膽固醇做計算，**升膽固醇指數愈高**，對心血管疾病的危險程度也愈高。從計算 CSI 公式中給予我們選擇食物時很重要的資訊是：**食物中所含的「飽和脂肪酸」對血管的危害影響大於食物中所含的「膽固醇」**。換句話說，就是「飽和脂肪酸」的多寡，才是造成膽固醇上升的原因。

表 常見食物升膽固醇指數（CSI）

升膽固醇指數（CSI）=0.05 × 膽固醇（毫克）+ 1.01 × 飽和脂肪酸（克）				
	食物（每 100 公克）	飽和脂肪酸（公克）	膽固醇（毫克）	升膽固醇指數（CSI）
肉類	雞（去皮）	2.0	89.7	6.02
	牛肉（瘦）	2.82	66.1	6.15
	豬肉（瘦）	3.76	94.1	8.5
	鴨（去皮）	4.16	89.6	8.68

肉類	牛腩	13.76	82.35	18.02
	培根	16.92	84.6	21.32
水產類	蚵	0.58	19.41	3.06
	文蛤	0.22	63.3	3.39
	蟹肉	0.35	100	5.35
	干貝	2.69	61.2	5.78
	蝦子	0.23	150.6	7.76
	一般魚類	0.26 至 6.35	60 至 80	3.2 至 14.41
奶類	脫脂奶	0.16	2.04	0.26
	全脂奶	2.09	13.52	2.79
	鮮奶油奶精	7.33	39.9	9.4
	冰淇淋	9.93	59.45	13.
	起司	21.4	107.1	26.97
內臟	豬肝	1.43	360	19.44
	豬腰	0.5	804	40.7
蛋類	雞蛋（全蛋）	3.4	548	30.83
	雞蛋（蛋黃）	9.9	1602	90.10
食用油	棕櫚油	47.85	0	48.33
	豬油	39.20	95.0	44.34
	牛油	49.75	108.7	55.69
	椰子油	84.28	0	85.12

資料來源：衛生福利部

我們一般認知的高膽固醇食物，例如：蟹肉、蝦子，計算升膽固醇指數後，各是 5.35 和 7.76；而我們比較少注意的牛腩，它的升膽固醇指數是 18.02，而飯店自助早餐大家搶著吃的培根，升膽固醇指數高達 21.32，紅肉的升膽固醇指數遠遠超過海鮮類的食物（都是以 100 克來計算）。所以我會建議，飽和脂肪含量高的紅肉類及內臟類才是高風險食物，海鮮類適量吃其實是可以的。

❸ 雞蛋要這樣吃

至於大家常常在討論的雞蛋，特別是蛋黃，升膽固醇指數算出來是 90.1，但是 100 克蛋黃大約是 7 顆蛋黃的量，所以美國有一份研究是建議雞蛋對膽固醇影響不大，因為鮮少有人一天吃 7 顆，但是吃太多還是會有影響。

我建議膽固醇過高的人，其實更要注意飽和脂肪酸的問題，因為這才是影響你膽固醇過高的因子；所以少吃牛腩、紅肉等才是你的重點。就像是在吃到飽的餐廳裡，有的人說膽固醇過高不要吃蛋，可是卻吃很多豬肉、牛肉、羊肉，吃一片隨便都超過 100 克（約 3 至 4 盎司），說不吃蛋卻吃下更多升膽固醇指數（CSI）高的食物，反而本末倒置。

每次講到膽固醇就會有人問到蛋，那要怎麼吃才安心？我要大家帶入「控制總量」的概念，所以我的建議是：

A 如果是健康的成年人，1 天 1 至 2 顆的全蛋沒問題，但是成年人一天大概是 5 份的豆魚肉蛋類，如果吃了 2 顆蛋，就只剩下 3 份的豆魚肉類可以吃。

B 如果是屬於壞膽固醇過高的人，以前都說不能吃蛋，現在可以開放一點點。所以 1 天吃 1 顆全蛋沒有關係，為什麼？因為剛剛有提到，飲食只占 20% 的因素而已。

C 要特別提醒，煮蛋時的烹調方式，如果用動物性油脂（豬油、牛油）或是過多的油來烹飪蛋，也會造成膽固醇過高喔！所以煮蛋盡量用水煮、蒸煮或是少油料理，使用植物油烹調較為健康。

吃素也會膽固醇過高

❶ 高 CSI 藏在這裡

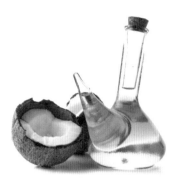

　　大家也常問一個問題，怎麼我都吃素了，也會中風？都吃蔬菜、水果、豆類，這麼健康為何還會中風？因為茹素的人在正餐裡面選擇錯了，只吃少許澱粉、多吃蔬菜水果，其實熱量很低，導致她很容易肚子餓。肚子餓就會吃一些點心、餅乾零食，因為吃素不能吃豬油、牛油這種傳統動物油脂做的點心，就只能吃用椰子油、棕櫚油做的。不過，植物性的油脂膽固醇只有 0 不是嗎？

　　一看升膽固醇指數（CSI），棕櫚油是 48.33，比豬油 44.34 還高。一般植物油 CSI 都是落在 10-17 左右，椰子油是 85.12，更是把豬油、牛油都比下去。所以茹素的人，血管就是這樣塞住了；棕櫚油、椰子油的『飽和脂肪酸』很高，現在的觀念是控制飽和脂肪酸才最重要。現在工廠大批生產的餅乾、點心，幾乎都是使用氫化植物油，飽和脂肪酸含量高，還有反式脂肪酸的問題，所以不是只有茹素的人會吃到這種點心，有些診間高血脂的病人也反應平時都吃很低油很清淡，也不吃美式或是炸的食物，但是就是愛吃餅乾零食，所以告訴他們之後，終於找出原因囉。

❷ 素食怎麼選？

　　探討茹素為何會罹患心血管疾病？另一個原因是加工素料裡面放了高升膽固醇指數的油，像素雞、百頁豆腐裡面就可能會加有棕櫚油。當然好一點的素食會用橄欖油，但是為了成本考量，廠商會使用相對比較便宜的油。而橄欖油的升膽固醇指數大約是 13，除了棕櫚油、椰子油之外，其他植物油大約在 10 至 17 之間。如果可以找到比較好的植物油更好，使用橄欖油的素料，當然是首選了。

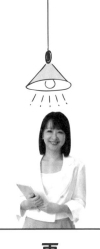

預防心肌梗塞的六大食物種類：

1. 魚類：鮭魚、秋刀魚、鯖魚、虱目魚

2. 綠色蔬菜：蘆筍、地瓜葉、綠花椰菜、菠菜

3. 堅果種子：葵瓜子、芝麻、開心果

4. 豆類：豆腐、毛豆、豆漿、納豆

5. 高維生素 C 水果：芭樂、木瓜、小番茄、奇異果、柑橘類

6. 水分：開水、無糖茶

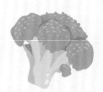

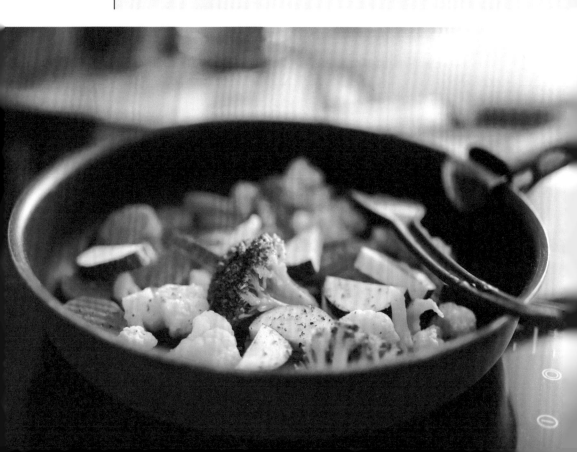

護心一日食譜

（約 1600 大卡）

早餐	 **9 湯匙燕麥**	 **240ml** **無糖豆漿**	 **1 顆** **水煮蛋**

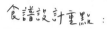

早點心

1 顆芭樂

240ml
低脂奶

午餐

150 克糙米飯
（八分滿）

1 碗清炒
綠色蔬菜

1 掌心大
的魚類

午點心

210 克原味優格
（1/3 碗）

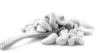
1 湯匙堅果

1 顆橘子

晚餐

100 克地瓜飯
（半碗）

1 碗清炒
綠色蔬菜

1 碗
炒毛豆

1 隻
滷雞

食譜設計重點：
- ✓ 使用植物油烹調
- ✓ 魚類和白肉為主
- ✓ 蔬菜可以多吃不限量，建議加入蔥薑蒜
- ✓ 選擇高維生素C的水果

劉怡里營養師設計

秋葵蝦仁炒豆腐

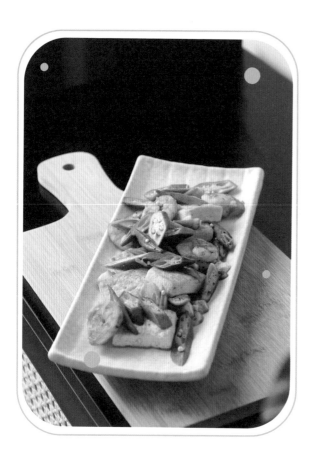

材料

MATERIAL

秋葵 ……………………… 100 克
蝦子 ……………………… 6 尾
板豆腐 …………………… 半盒
高湯 ……………………… 2 大匙
鹽 ………………………… 適量
料理酒 …………………… 1 大匙
葵花油 …………………… 適量

做法

PRACTICE

01 豆腐以紙巾包覆，上頭壓一碗水去水。秋葵去頭切斜片。

02 板豆腐切大塊，熱油鍋，下豆腐、蝦子煎上色。

03 下秋葵、高湯、料理酒、鹽將食材炒熟即完成

鮭魚花椰菜煨豆漿

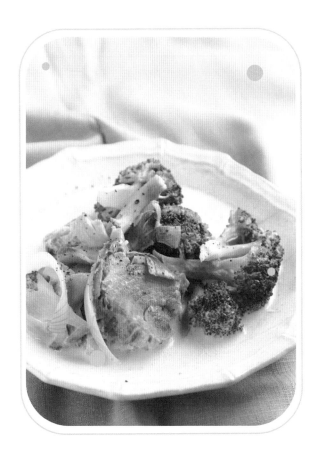

材料

MATERIAL

去骨鮭魚	100 克
花椰菜	80 克
無糖豆漿	120 克
鴻禧菇	60 克
洋蔥	30 克
鹽	適量
黑胡椒	適量

做法

PRACTICE

01 乾鍋炒香鴻喜菇。

02 淋上一點橄欖油，下洋蔥炒香

03 再下去骨鮭魚、花椰菜煎熟。

04 下豆漿煮至微滾，加鹽、黑胡椒調味即完成。

想美白，請先用吃的

　　嘉怡翻開抽屜：「嗯？這罐維生素 C 是什麼時候買的啊？都快過期了說，那就拚一個月吃完它，才不會浪費。」說完，就隨手拿起 3 顆往嘴巴丟，妹妹看到嘉怡一口氣吞 3 顆維生素 C，趕緊說：「維生素 C 不能當糖果吃啦，會生病喔！」

這些都是對的

一天一顆芭樂就美白
愛吃蘋果變白雪公主
用吃的攝取最天然

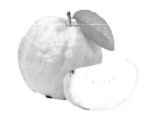

營養師劉怡里帶觀念

　　女性愛美，維生素 C、維生素 E、多酚，這三種營養素的攝取，一直是愛美女性的焦點。現在維生素 C 的功能又多了一個，最近我接觸到許多人去做醫美打美白雷射，有些人去打雷射淡斑，怕反黑要怎麼辦？維生素 C 可以讓你反黑機會變小，還可以修復傷口；所以我都會建議做完醫美術後吃維生素 C 高的水果。其中，首推芭樂，還有：小番茄、柑橘類（香吉士、柳丁）、木瓜、奇異果、草莓、荔枝等等，但是注意不能吃太多木瓜，以免有短暫色素沉澱之虞。

阻礙黑色素沉澱就是維生素 C

　　有人問臉上有斑，有沒有什麼食材是可以淡化斑點的？其實沒有。

　　只有維生素 C 有預防黑色素沉澱的效果，例如出去玩曬很久太陽，晚上

就可以吃維生素 C 高的蔬果幫忙，減少黑色素沉澱。但是斑的形成跟體質、生活環境有關，長期曬太陽、在攝影棚工作曬鹵素燈，都會成為一種傷害，就算一直吃維生素 C 也不能預防斑的出現。建議出門還是要擦防曬、帶帽子和穿輕薄長袖來徹底預防黑色素形成。

美白很簡單

維生素 C 這個營養素很特別，因為它有很強的抗氧化功能，是眾所皆知的美容聖品。不過，除了美白，它也可以幫助膽固醇代謝、提升免疫力、幫助傷口癒合、抗癌等等。

表 維生素 C 的功效

維生素 C 的功效
❶ 幫助膽固醇代謝，有益心血管健康
❷ 抗氧化清除自由基，降低發炎反應
❸ 治療牙齦出血
❹ 抑制黑色素生成，改善膚色
❺ 防止食品加工中的亞硝胺（易致癌物）的形成
❻ 提升免疫功能
❼ 促進膠原蛋白的合成，幫助傷口癒合
❽ 幫助鈣、鐵吸收
❾ 有效預防壞血病

劉怡里營養師製表

每天5蔬果是最容易方法

　　雖說皮膚白皙是基因影響的，但想要美白還是得攝取維生素C，因為它可以抑制黑色素生成，透過天天攝食維生素C來預防皮膚變黑。維生素C成年人的一天建議量是100毫克，我建議可按照含量表一天最少吃5蔬果，通常都能達到。

　　很多人會覺得愈酸的水果維生素C愈高，像是檸檬之類，事實上檸檬的維生素C不多，所以喝檸檬汁倒不如吃一顆芭樂。還有迷思覺得不是甜的水果維生素C就低，但是龍眼、草莓、柿子、木瓜都很甜，它們的維生素C含量也很高。

表 常見水果維生素富含C含量表（參考來源：衛福部食品營養成份資料庫）

水果種類（每100克）	含量（毫克）
紅心芭樂	214.4
芭樂（白肉平均值）	137.9
釋迦	99
龍眼	95.4
台灣土棗	92.7
黃金奇異果	90.1
香吉士	74.8
草莓	69.2
玉荷包荔枝	60.4
木瓜	58.3
文旦	51.1
楊桃	44.3
小番茄（紅）	43.5

表 常見蔬菜維生素 C 含量表

蔬菜種類（每 100 克）	含量（毫克）
糯米椒	250.5
紅辣椒	153.4
紅甜椒	137.7
甜椒平均值（青椒）	107.5
野苦瓜	77
高麗菜芽	70.4
豌豆苗	64.5
青花菜	62.6
白花椰菜	62.2
芥藍菜	51.9
青江菜	42.4
白苦瓜	41.5

應該注意補充維生素 C 的族群

建議幾個族群的人要多補充維生素 C，例如：抽菸、酗酒、壓力大、暴露在汙染物質下的人。但維生素 C 也不能吃太多，衛福部給國人的上限攝取量是一天不超過 2000 毫克；而一般人會發生吃了超過 2000 毫克，其實都是攝取保健食品過量。因為有的保健食品一顆就 500 毫克，甚至 1000 毫克，又有人當糖果吃，一天 3、5 顆就超標了。

短時間內服用維生素 C 保健食品過量，會產生肚子痛腹瀉、皮膚發癢、多尿等作用。若是本身有結石體質的人，維生素 C 過量可能會出現草酸或尿酸結石。又如有人連續幾天要加班，或覺得比較疲勞、快感冒了，就猛吞維生素 C 片，當身體習慣這種高劑量的維生素 C，又突然停止不吃的時候，會產生反應性的反彈作用；身體會出現維生素 C 的缺乏症狀引發壞血病的牙齦炎、牙齒脫落、皮膚容易出血等現象。

如何料理富含維生素 C 的食材

維生素 C 怕光、怕熱，怎樣料理才不會損耗食材裡的維生素 C 呢？

a. 如果要攝取維生素 C，可以考慮先從水果開始，因為水果不用加熱，可以直接吃。

b. 蔬菜不要煮太久，不然就是吃生菜。燙青菜也會損失 10% 到 20% 的維生素 C，但是目前沒有定論。

c. 打蔬果汁、作蔬菜料理，當餐就吃完，不要留到下一餐。

d. 維生素 C 人體無法貯存，需要每天從飲食中攝取。

現代人很忙，不可能每一餐都要吃了才準備，所以就有人詢問我：前一晚把水果切好會流失多少維生素 C？答案很簡單，其實流失的沒有想像中那麼快，要記得放在冷藏用保鮮盒保存，明天就吃。

打蔬果汁就比較值得討論了。維生素 C 會因為加熱而流失，而打果汁前

要先經過切塊，打的時候會產生些許熱度，這些都會讓維生素 C 些許流失；因此，我建議打的時候可以加點冰塊，或是不要一次打 2 至 3 天的量，還把剩下放在冰箱 3 天，想完整攝取，馬上做好、馬上喝完當然是最好的。

如果自己沒空切水果，買超商架上的水果也可以，身體需要的營養不只有維生素 C，像番茄還有維生素 A、芭樂有維生素 B 群，不會流失的還有纖維，雖然首選當然是現切現吃，但可以不用這麼苛求。

維生素 E 讓你透亮

維生素 E 的最好效果就是保濕，可以讓皮膚透亮，就算是膚色不白，皮膚透亮也是好看。維生素 E 能延緩細胞老化，對抗暗沉，有很強的抗氧化作用，保持皮膚青春。想要多攝取維生素 E，可以食用堅果油、橄欖油、苦茶油，或是魚的油脂；還有堅果、蛋黃，其中的維生素 E 都蠻豐富的。

多酚類降低黑色素形成

大家都聽過白雪公主的故事，白雪公主皮膚如雪，又愛吃蘋果；這個故事也有些根據，蘋果裡的多酚可以抗氧化、降低黑色素形成，還可以吸收紫外線。所以我建議美白可以多吃些蔬果，並且每天選擇 3 至 4 種不同顏色的蔬果來吃，達到三蔬二果的建議量。要攝取多酚，水果可以選蔓越莓、草莓、紅葡萄、櫻桃、柑橘類、蘋果。蔬菜有茄子、牛蒡、地瓜葉、紅莧菜等，其他如：咖啡、茶、黑巧克力等，也富含多酚。

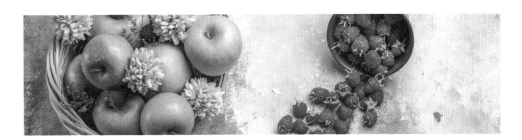

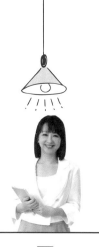

皮膚會變黑的食物？

以往有人說某些感光的食物不要吃，皮膚會變黑，包括：芹菜、九層塔等等，這些都是網路流言，只要不吃過量都不會有事。另外，深色的食物如咖啡、醬油等，也跟膚色沒有關係。要提醒的是，柑桔類或其他含有光敏感物質的精油，要盡量避開塗抹在陽光會照到的部位，不然容易引起感光性皮膚炎。

喝檸檬汁美白養顏

每 100 公克綠皮檸檬原汁含有 39.3 毫克的維生素 C，黃皮檸檬原汁的維生素 C 則是 42.3 毫克，但是這些原汁非常的酸，對胃不好的人，會造成胃部傷害、刺激，所以喝檸檬汁美白要適可而止，如果嫌麻煩，一顆芭樂或許簡單方便許多。

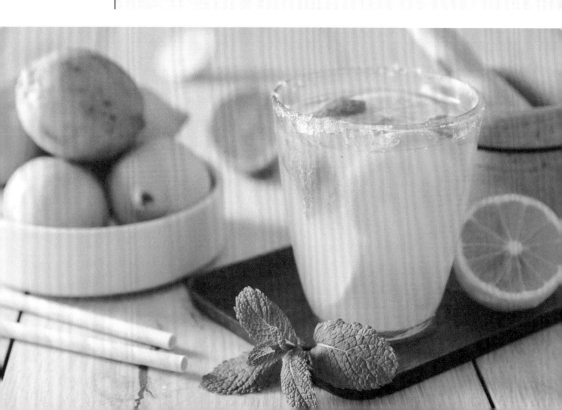

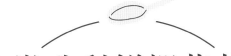

芭樂酪梨鮮蝦莎莎醬

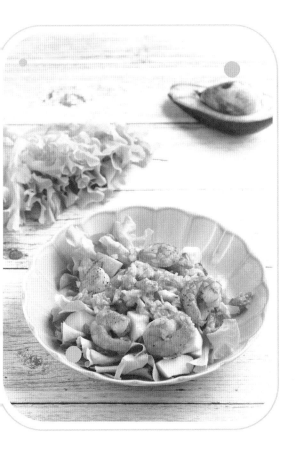

材料

MATERIAL

芭樂	半顆
鮮蝦	6 尾
生菜	80 克
蜂蜜	1 大匙
酪梨	1 顆
洋蔥	80 克
牛番茄	2 顆
檸檬汁	1 大匙
鹽	適量

做法

PRACTICE

01　洋蔥切末、牛番茄切末、酪梨去皮去籽取肉。

02　芭樂切塊。鮮蝦去殼後汆燙。

03　洋蔥、牛番茄和酪梨拌勻，加入鹽、檸檬汁、蜂蜜調味。

04　芭樂、鮮蝦和生菜拌勻，淋上步驟 3 即完成。

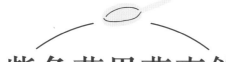

紫色蔬果燕麥飲

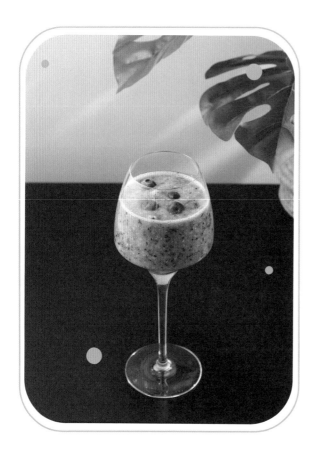

材料

MATERIAL

藍莓 ····················· 100 克

芭樂 ····················· 50 克

香蕉 ····················· 半條

燕麥 ····················· 40 克

水 ······················· 150ml

做法

PRACTICE

01　燕麥片煮熟，放涼備用。

02　藍莓、芭樂、香蕉和燕麥加水打成汁。

平常該怎麼吃，才能護眼？

診間故事

俊熙擔任寫程式語言的工作兩年，每天看電腦十幾個小時，回到還用手機上網聊天，根本是整天盯著 3C 螢幕。最近他老覺得眼睛乾澀，「前輩都說要吃葉黃素護眼，我是不是也該開始護眼了？」下班走進藥局，看到店員就問：「我的眼睛好乾澀，要買葉黃素。」店員回應：「乾澀不是吃葉黃素喔。」俊熙納悶，那要吃什麼？

◉ 這些都是對的

 # 對抗「3C 眼」：葉黃素 + 玉米黃素、花青素、omega-3 脂肪酸都很重要。
 # 護眼枸杞茶要飯後喝。
 # 深綠色蔬菜也有葉黃素。

◉ 營養師劉怡里帶觀念

因為媒體報導的關係，似乎護眼健康的焦點都集中在葉黃素上，其實**護眼有三個重點，1. 葉黃素 + 玉米黃素，2. 花青素，3.omega-3 脂肪酸**。眼睛的構造包括：視網膜、水晶體等等，而葉黃素對於眼睛來說具有保護水晶體跟視網膜黃斑部的好處，但是只有預防、保養的功能，沒有治療的功能，所以我要提醒大家，如果眼睛已經壞掉，再吃就來不及了。

葉黃素（Lutein）是天然類胡蘿蔔素中的一種，自然界中跟玉米黃素共同存在，在體內無法自行製造，需要從食物中補充，作用是過濾平常常接觸的 3C 藍光，降低對眼睛感光細胞的傷害，進而保護視網膜，也是很強的抗氧化劑，抑制體內的發炎反應，預防黃斑部病變和白內障。

補充原則也不是量多就好，持續的補充才是重點，我會建議你先從食物裡面補充，還能一併攝取其他營養成分。

當然也可以視個人需求考慮從保健食品中攝取，葉黃素保健食品中，最有名的研究是美國國家衛生研究院進行 5 年的研究，結果發現在攝取 10mg 葉黃素 +2mg 的玉米黃素的狀況下（黃金比例 10:2）對護眼是有幫助的。

在美國食品藥品監督管理局 (FDA) 建議一天 6 毫克葉黃素可以預防黃斑部病變。目前衛生福利部食品藥物管理署 (TFDA) 建議，無論是吃哪一種品牌的葉黃素保健食品，一天葉黃素不要超過 30 毫克，因為有的品牌是一顆 30 毫克，吃 2 顆就容易過量，重點應該是養成良好的用眼習慣才是最重要的。

◉ 吃什麼攝取足夠葉黃素和玉米黃素？

❶ 蔬果的部分我建議要補充三種顏色的蔬果，**黃色、紅色、綠色**，深綠色尤其重要，這麼說有許多人覺得奇怪，葉黃素不是來自於黃色蔬果嗎？事實上綠色也不少。

表 食物中葉黃素和玉米黃素的含量

食物	份量	毫克
芥藍（煮熟）	1 碗	23.8
菠菜（煮熟）	1 碗	20.4
玉米（煮熟）	1 碗	2.2
豌豆仁（罐頭）	1 碗	2.2
豌豆仁（煮熟）	1 碗	0.8
綠花椰菜（煮熟）	1 碗	1.6
蘿蔓（生）	1 碗	1.3
雞蛋	2 個（1 個全蛋約為 55g）	0.3
橘子	1 個（約為棒球大小）	0.2

資料來源:USDA Nutrient Database/ 台大醫院資料電子報

❷ 一件重要的事大家可能忽略了，就是葉黃素是屬於脂溶性營養素，通常護眼我們會講到**葉黃素跟玉米黃素這兩種營養素，都是屬於脂溶性的營養素，必須要溶解在油脂裡面才能被吸收**。所以在烹調這些食材的時候，建議菜裡面要加一點點油，或者是加一些堅果，堅果也有含油脂，或者是用酪梨，或是加一些瘦肉，總之加一點點油脂就可以幫助吸收。含有葉黃素護眼的保健食品也建議餐後吃，最好是早餐飯後吃，因為晚餐吃的話，葉黃素是脂溶性的，較易造成肝臟的負擔。

❸ 如果是水果的話，奇異果、柑橘類不可能跟著油脂一起吃怎麼辦？所以就把它放在飯後吃，或者是打蔬果汁的時候放一點堅果，再加奇異果、柑橘，讓這套精力湯既養身又可以順便護眼。像現在有很多上班族流行喝枸杞茶來護眼，就是用枸杞乾泡熱水，我也是建議是在三餐飯後喝，而且要把枸杞一起吃下去，也是因為葉黃素是脂溶性的營養素，空腹的時候喝枸杞茶，是沒辦法有效吸收葉黃素的。

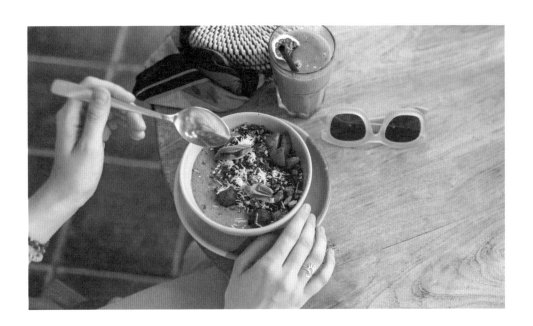

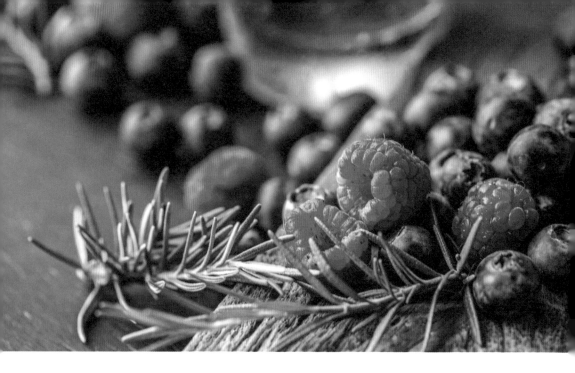

◉ 吃什麼攝取足夠花青素？

花青素的護眼功能的是保濕、避免乾眼症、增加眼睛的濕潤度。花青素來自於偏紫色的蔬果食材，例如紫色的葡萄的葡萄皮，它的花青素比較高，但是綠色葡萄的就相對沒有；還有茄子、桑葚、紫色高麗菜、紫色地瓜和藍莓等等，這些都屬於富含花青素的護眼食物。

◉ 吃什麼攝取足夠 omega-3 脂肪酸？

omega-3 脂肪酸是針對眼睛抗氧化的能力，其中的 DHA 可在人體的腦神經系統與視網膜中被發現，例如你常常在戶外在陽光下運動，或是需要在戶外工作的人，就可以補充 omega-3 脂肪酸來抗氧化。omega-3 脂肪酸的作用，一般普遍研究也認為能夠有效降低眼部的表皮發炎、預防乾眼症。

omega-3 脂肪酸的營養來自於二大類食物，一個是魚類、一個是堅果類。台灣常見的魚類之中，我建議是小型的魚比如：鯖魚、花飛魚、四破魚、竹筴魚與秋刀魚等，都是不錯的選擇。另外，鮭魚、鮪魚或堅果類裡面，也都有 omega-3 脂肪酸。

問題一

想透過食物來獲取葉黃素，在每日飲食指南跟蔬果 579 的基礎上 如何正確挑 2 ～ 3 份以上富含葉黃素的食物來滿足身體每日的需求！搭配小技巧？

外食護眼食譜	紅蘿蔔牛奶汁、南瓜濃湯、番茄炒蛋、油炒地瓜葉、煎鮭魚
簡單記	一顆蛋＋一盤深綠色蔬菜＋一份黃色水果，就可以達到 6 毫克的葉黃素

問題二　　**最近流行護眼新成分―蝦紅素？**

「葉黃素」是抵禦藍光最基本的營養素，但是每次看完 3C 總覺得眼睛酸酸緊緊的無法放鬆的人，目前很夯的「蝦紅素」的成分，兩種一起食用，可以達到加乘作用，不但是只有幫助眼睛舒適，還達到眼睛保護和放鬆的雙重好處。

蝦紅素又稱藻紅素，屬於類胡蘿蔔素的一種，主要來自海中的微藻類，當微藻類處在惡劣環境下，便會大量產生蝦紅素來自我保護。海中的蝦蟹類會吃這些微藻類當成食物的來源，所以蝦紅素也就會存在於蝦蟹的體內！

蝦紅素是維生素 C 的 6000 倍、CoQ10 的 800 倍、維生素 E 的 500 倍，提供很強的抗氧化力，也達到身體青春的保護力。

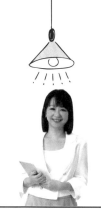

再瞭解多一些！

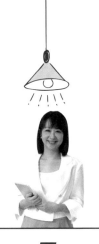

問題三

保健食品護眼葉黃素怎麼吃才能讓吸收效果加分？

1. 早餐飯後吃
2. 隨餐吃
3. 搭配拿鐵或是豆漿
4. 葉黃素與 β - 胡蘿蔔素不建議一起食用，兩者會互相競爭，而干擾葉黃素吸收

問題四

為什麼以前總是說護眼要吃紅蘿蔔？

維生素 A 在體內的功能是可以保護眼睛、黏膜和皮膚，所以攝取維生素 A 的食物，是護眼是最基本的營養建議，如果缺乏，會產生乾眼症、眼淚分泌不足夠、夜盲症等問題，所以長時間看電腦、3C 產品的人，會鼓勵吃富含維生素 A 的胡蘿蔔來保養眼睛，記得因為維生素 A 是脂溶性，所以需要用油炒一下，才能有效吸收喔。

當然針對不敢吃紅蘿蔔的族群，有一些維生素 A 豐富的食物也是可以多選擇，例如：菠菜葉、芥藍菜、地瓜葉、油菜、南瓜、地瓜、哈密瓜、小番茄、芒果、木瓜、百香果等。

地瓜葉枸杞蛋花湯

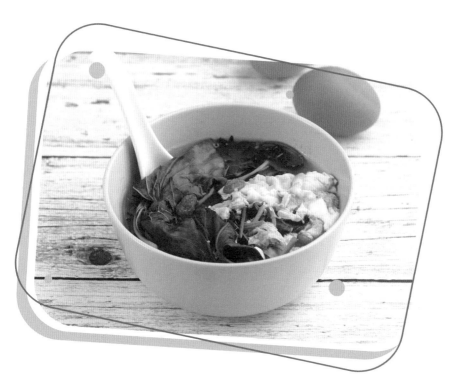

材料

MATERIAL

地瓜葉…………200 克

枸杞……………1 大匙

蛋…………………2 顆

胡麻油……………適量

鹽…………………適量

高湯……………600c.c.

做法

PRACTICE

01 高湯中放入枸杞煮滾,加鹽調味。

02 續下蛋液、地瓜葉煮熟,淋上胡麻油即
完成。

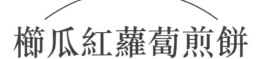

櫛瓜紅蘿蔔煎餅

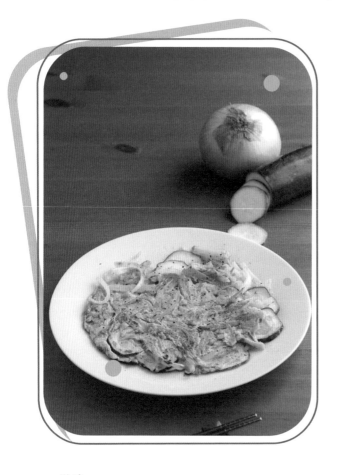

材料
MATERIAL

櫛瓜	1 支
紅蘿蔔	30 克
紫高麗菜	30 克
洋蔥	30 克
鹽	適量
黑胡椒	適量
蛋	2 顆
麵粉	50 克
太白粉	20 克

做法
PRACTICE

01 櫛瓜切片、紅蘿蔔、洋蔥、紫高麗菜切絲。

02 麵粉、太白粉和蛋拌勻，下鹽、黑胡椒調味，加入蔬菜拌勻。

03 熱油鍋，將蔬菜煎餅糊倒入鍋中，煎餅煎熟至金黃即完成。

哪些食物可以排毒

診間故事

秀蘭在廚房裡準備一家子的餐點，「老公、兒子最愛吃我滷的豬肉，今天就幫他們滷一鍋吧。」正準備要拿鍋子，想起早上看的電視節目，裡面的營養師說：「要小心氧化膽固醇，是引發心血管疾病的關鍵！」

營養師還說炸雞、炸排骨會有氧化膽固醇，還有什麼食物會有？滷豬肉有沒有？「唉～早知道剛剛就寫起來……」

🍅 這些都是對的

\# 油炸食物要少吃

\# 蔬果可以排毒

\# 補充好食物來排毒

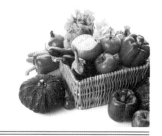

🍅 營養師劉怡里帶觀念

台灣歷年來發生了好多次的食安危機，例如在海鮮裡面發現的重金屬汙染；做油炸食品的有沒有定期更換油品；花生製品裡面發現了黃麴毒素汙染等等。

長時間高溫油炸，除了油品變質、酸價問題，有研究證明肉類過度油炸會產生會氧化膽固醇，這是一種對心血管傷害非常大的物質。如果真的不小心把這些遭到汙染的產品吃進肚子裡要怎麼辦？有什麼方法可以應對呢？

其實，在我們日常吃的生鮮蔬果裡面，有很多東西是可以幫忙排除重金屬、黃麴毒素、氧化膽固醇這類有毒物質。

🍅 重金屬

如果你不小心吃下含有重金屬的食物，因為重金屬大部分都是從肝臟代謝，麩胱甘肽（Glutathione）是肝臟很重要解毒酵素的重要成分，能幫助強化肝臟解毒速度，還可以護肝。所以我會建議多吃些麩胱甘肽的原料，像是：番茄、胡蘿蔔、花椰菜、黃秋葵等。維生素 C 也是有效的抗氧化的物質，也能幫忙排除體內的重金屬。除了遭到汙染的食物；另外，有些國人喜歡吃的食物中也比較容易吃到重金屬，比如說常常吃下水湯、動物內臟等。

重金屬（解毒成分：麩胱甘肽和維生素 C）	
麩胱甘肽	番茄、蘆筍、胡蘿蔔、花椰菜、菠菜、黃秋葵、酪梨、大蒜、洋蔥、青椒、菇類、茶。
維生素 C	綠豆芽、大頭菜、皇宮菜、花椰菜、油菜花、甜椒、香椿、辣椒、野苦瓜、香吉士、芭樂、木瓜、奇異果、龍眼、釋迦、草莓、甜柿、聖女番茄。

劉怡里營養師製表

🍅 氧化膽固醇

一般低密度脂蛋白膽固醇（LDL-C，壞膽固醇）過高，會促進動脈硬化，而氧化的 LDL 是加速動脈硬化的主要原因。食物經過高溫油炸，外食常吃到油炸的肉類，比如炸肉排、炸雞，如果常吃炸雞、鹹酥雞的人就要多多注意。或是老滷的滷肉，就是滷很久的肉都容易有氧化膽固醇的問題。氧化膽固醇跟心血管疾病有明顯的相關，當外食無法避免的時候，建議當餐可以多吃高纖維的食物來幫忙代謝。

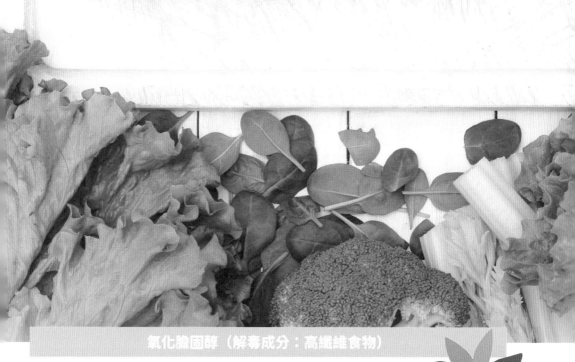

氧化膽固醇（解毒成分：高纖維食物）

皇帝豆、碗豆仁、花豆、薏仁、豆漿、黃豆、黑豆、黃豆芽、鮮香菇、牛蒡、地瓜葉、黃秋葵、紅鳳菜、海梨、柳丁、芭樂、棗子、奇異果、聖女番茄、黑棗。

劉怡里營養師製表

🍅 黃麴毒素

　　如果常常吃到有黃麴毒素的食物，例如貯存不當的花生、中藥材、發霉食物等等，容易造成上吐下瀉、頭痛、急慢性肝病變，嚴重引發肝癌。特別建議發霉的食物不要吃，也可以多補充深綠色蔬菜，並且多喝水，有助加速毒素排出。

黃麴毒素（解毒成分：綠色蔬菜）

空心菜、青江菜、綠蘆筍、青蔥、芥藍、川七、青椒、紅鳳菜。

劉怡里營養師製表

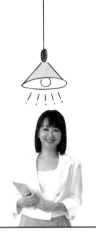

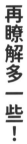

再瞭解多一些！

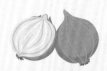

幫助身體解毒吃這些：

辛香料	青蔥、生薑、大蒜、洋蔥
水	乾淨的水、綠茶、烏龍茶、紅茶
十字花科	高麗菜、大白菜、花椰菜、青花菜、油菜、芥藍、包心白菜、包心芥菜、大頭菜
維生素 A	胡蘿蔔、川七、紅鳳菜、紅莧菜、地瓜葉、芫荽、油菜花
維生素 C	綠豆芽、油菜花、辣椒、甜椒、花椰菜、野苦瓜
高纖維	薏仁、香菇、青江菜、牛蒡、秋葵、芭樂、柳丁

劉怡里營養師製表

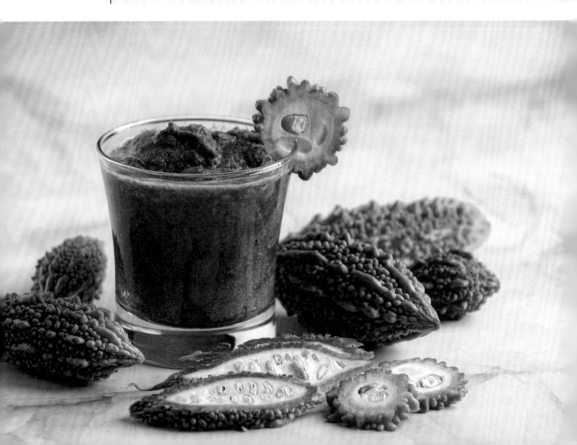

上班族邪惡食物解毒法：

	解毒食物	原因
鹹酥雞	芭樂 木瓜 小番茄 柑橘類 無糖茶 益生菌	享用傳統國民美食的時後，因為考量到高溫反覆油炸的問題，容易導致發炎致癌，可以攝取維生素 C 極高的芭樂來提升體內抗氧化能力。茶中的兒茶素除了抗氧化之外，可以降低三酸甘油脂，預防高油所帶來的心血管疾病。 腸道中的有益菌也會因為常常吃高溫油炸的食物而減少，建議每天補充適量的益生菌來增加腸道的健康，降低腸癌的風險。
燒烤 食物	甜椒 香菇 綠花椰菜 木耳 洋蔥 大蒜 青蔥 益生菌	燒烤食物透過高溫烹調加上肉類的油脂滴落到木炭，冒出來的煙，尤其在烤焦的食材上，會產生多環芳香烴與雜環胺，這些會破壞人體細胞，增加腸癌的風險。搭配蔬菜和辛香料來保護腸道黏膜，吃完後也建議補充益生菌來維持腸道健康。
香腸 火腿 熱狗 肉鬆	芭樂 橘子 奇異果 小番茄 木瓜 大蒜	加工肉品中的亞硝酸鹽會轉變成亞硝胺，容易導致胃癌。所以高維生素 C 的水果和蒜素可以有效阻斷亞硝胺的形成，記得要多補充。

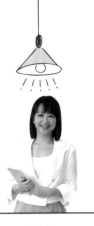

	解毒食物	原因
美式食物 炸雞 薯條 漢堡	無糖紅茶 綠色蔬菜 蘋果 香蕉 藍莓	紅茶中的槲皮素是抗氧化高手。油炸食物會產生大量自由基，喝紅茶可以對抗自由基，降低發炎反應。另外美式食物缺乏蔬菜，記得搭配綠色蔬菜和水果，豐富的維生素、礦物質有助於增加代謝。
酸辣湯 濃湯 勾芡食物	地瓜葉 花椰菜 金針菇 海帶 黃秋葵 清江菜 空心菜	高油勾芡的濃湯系列，可以藉由高纖蔬菜來排出當餐的油脂，也可以穩定血糖，避免身體貯存過多的油脂。每餐記得吃滿 100 克的高纖蔬菜並多樣性選擇各種類的蔬菜。

	解毒食物	原因
甜食 **含糖飲料**	苦瓜汁 蔬菜汁 無糖綠茶	常吃甜食會造成血糖波動異常、體脂肪增加和加深疲勞感，所以目前研究苦瓜可以幫助穩定血糖，降低體脂肪，加上身體在代謝糖類的過程需要消耗大量的維生素 B 群，所以喝杯蔬菜汁裡面有膳食纖維還有維生素 B 群，幫助體內代謝。無糖綠茶搭配甜食後，記得搭配運動才能有效的降低體脂肪。
酒精類 **飲品**	開水 蜂蜜檸檬水 蔬果汁 魚湯 雞湯 維生素 B 群 薑黃	酒精經過肝臟代謝，飲酒的當下記得同時補充大量的水分，加速利尿排除酒精。飲酒也容易造成大量的維生素 B 群流失，傷肝傷身，所以飲酒隔天記得補充護肝的食物，保健食品中維生素 B 群和薑黃是不錯的選擇。宿醉的時候，蜂蜜檸檬中的有機酸和糖份也讓你比較不容易疲勞。

劉怡里營養師製表

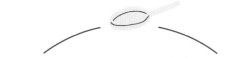

蒜香綠蘆筍炒蝦仁

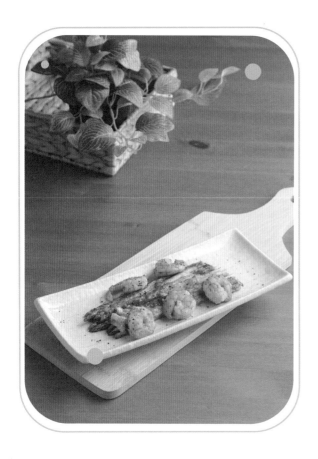

材料

MATERIAL

綠蘆筍······················ 120 克
蝦···························· 6 尾
蒜頭························· 1 顆
橄欖油····················· 1 大匙
黑胡椒····················· 適量
鹽·························· 適量
起司絲····················· 少許

做法

PRACTICE

01 蝦子洗淨後去殼。蒜頭切末。

02 熱油鍋，爆香蒜頭後下蝦子煎至全熟取出備用。

03 同一鍋下蘆筍煎熟，撒上黑胡椒、鹽、蝦子，並放上起司絲稍微拌勻即完成。

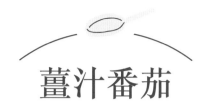

薑汁番茄

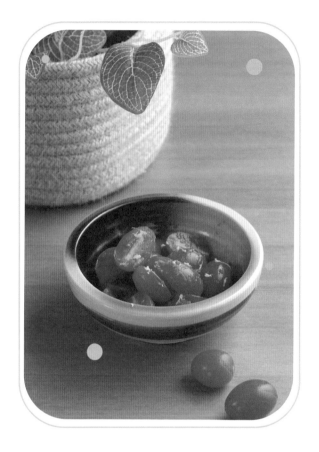

材料
MATERIAL

小番茄……………………100 克
薑泥 …………………………2 克
醬油膏……………………10 克
蜂蜜 ………………………10 克
檸檬汁………………………1 小匙
醋………………………………1 小匙

做法
PRACTICE

01　薑泥、醬油膏、蜂蜜、醋、檸檬汁攪拌均勻。

02　小番茄對切，淋上薑汁醬油膏即完成。

Part —— 3

這些食材該怎麼吃？

總是這樣的：有些東西，家家戶戶很常食用，

但永遠都搞不懂它們該如何食用，

才能達到健康標準？

多喝水最健康

診間故事

采雯覺得自己最近幾次上大號的時間愈拖愈久，本來是三、四天一次，變成十天、半個月才來一次。而且因為過於乾硬，每次上廁所就好像在跟榴槤玩角力；采雯開始擔心自己是否真的便祕了。

媽媽跟她說，早上喝一杯冰開水，可以潤腸兼促進腸胃蠕動，大號可以很暢快；而且最好每天喝個 2 至 3000 C.C. 的水才不會便祕。采雯一聽好煩惱，因為她從小就超討厭白開水的味道，更不要說喝 2000 C.C. 的水，而且到底是喝多少 C.C. 才夠？

采雯覺得如果是喝茶還能接受，可是茶會利尿，那豈不是要喝更多白開水來補？想到這裡，采雯就更煩惱了。

🥛 這些都是對的

\# 喝湯也算水
\# 涼的溫的一樣好
\# 咖啡利尿沒關係

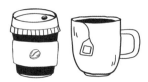

🥛 營養師劉怡里帶觀念

我相信采雯的煩惱，也是許多人的心中的疑問，到底要喝多少水，一瓶夠不夠？怎麼喝才能保健康？不想喝白開水怎麼辦？

以下就讓我為您一一解答吧！

雖然，俗話說：「女人是水做的。」不過，無論男人、女人，身體都有70% 是水。水在身體裡參與了絕大部分的生理作用，所以每天都有水分經過流汗、呼吸、排泄代謝出去，但是每天也需要水分不停進入體內來補充，因此怎麼補充水分，對身體來說就很重要了。

其實，喝水有三個重點：第一，份量要喝足；第二，喝水的時間點；第三，以白開水為主。

🗑 份量要喝足

水怎麼喝份量才足夠？

我們從每天的飲水量開始，**成人飲水量可以用「體重乘上 30」來換算**，例如：60 公斤的人，就要喝 60×30 = 1800 C.C. 的水；體重 70 公斤就要喝 70×30 = 2100 C.C.。不管男生女生的喝水量計算都是一樣的。如果在外面忙碌**常曬太陽的上班族、易流汗的人，則可以「體重乘上 35~40」**。

飲水量不是只有喝開水的量，實際上還包含所有食物中的水分，譬如：湯品、蔬菜、水果、飲品……等，它們所含的水分也是包含在裡面。只是現代人喝飲料的比例太多了，包括：茶、咖啡、運動飲料都是，因此我不建議所有的水分都來自茶飲、咖啡或是糖飲（含糖飲料），而是希望其中的一半是來自於白開水。例如 60 公斤的人，要喝 60×30 = 1800 C.C. 的水，則每天最少要喝 900 C.C. 到 1000 C.C. 的白開水。

網路上有一種說法：「喝一杯咖啡要用一杯水來補。」這是因為咖啡會利尿，事實上我們在計算飲水量，就有包含這些不是白開水的飲品，還有糖飲、蔬果、餐點裡面的水，所以「體重乘上 30」是最基本的量。不過，不是說算出來是 1800 C.C. 就只能喝 1800 C.C. 開水喔！如果健康的成年人一天喝到 2000 或 2500 C.C.，甚至 3000 C.C. 都在可以接受的範圍內。

此外，對於某些人，就必須增加飲水量，例如在太陽底下工作流汗特別多的人、在戶外長時間運動的人，飲水量就可以再增加一點，比如說「體重乘上 30」再加 500 C.C. 上去或更多一些。但是不需要誇張到一天喝到 5000 到 6000 C.C.，通常喝水不會造成疾病；雖說過去曾經有水喝過多而發生水中毒的案例，但是很少，只是個案。

🥛 喝水的時間點

在我的門診中，對於飲水量沒有特別需求的人，我們也會簡單建議一天喝 8 杯水，1 杯 250ml 左右，以「332」的口訣來喝：**8 點到 12 點喝 3 杯水；下午 1 點到 5 點之間，再喝 3 杯水；之後到晚上喝 2 杯水。**

要注意，睡前的一個小時不要喝，避免夜尿的問題來找你。例如 11 點睡覺，那就 10 點之後不要喝水。如果 10 點之後口渴，可以喝 100 C.C. 的水。若是說早上忘記喝水，不可以下午一口氣喝 1000 C.C.，這樣不對，還是要按時間分配點，分幾次慢慢喝，每次約 200ml 左右，也不要等到口渴才喝，身體就已經呈現缺水現象了。

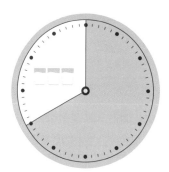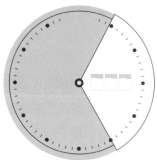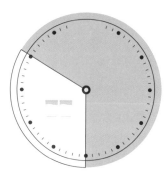

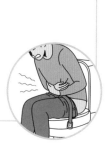
1 杯水約 **250ml**

08 ～ 12 點：
13 ～ 17 點：
18 ～ 22 點：

網路上也有許多人在討論「早上的第一杯水」，我建議早上最好喝溫開水，有的人覺得冰開水可以刺激腸胃蠕動，在營養學的角度來看，其實也不會限制人們喝冰水。所以不管你喝的是有點溫度的、常溫的或是冰的開水，只要是開水就可以了，早上喝一杯 250 到 300 C.C. 的開水，有助於讓腸道蠕動，降低血液濃稠度，是有益健康的方式。

🥛 以白開水為主

　　一般人對喝水的疑問，常常就是問喝茶、喝咖啡也算喝水嗎？因為大家都知道喝茶、喝咖啡有利尿的作用，前面說的「體重乘上 30」也已經把茶、咖啡利尿的部分算進去囉！所以重點不是飲料喝什麼，**我的建議是飲水量不要全部都喝咖啡、茶或其他飲品，你要開始養成好習慣，飲水量的一半要來自於白開水。**

　　不愛喝白開水的人，常常用檸檬水、鹽水還有蜂蜜水代替。那你就要注意接下來的幾個問題：第一個是空腹喝檸檬水會胃酸過多；第二是早上喝鹽水，在冬天對高血壓病人容易增加血壓，而且三高病人不適宜喝鹽水，因為國人平常鹽已經攝取過量了；再來是蜂蜜水，我不建議一早就喝。因為蜂蜜算是精製糖，雖然蜂蜜在眾多的精製糖類中，算是比較好的，但是不建議一早就食用精製糖。所以綜合起來，早上最好喝一杯溫開水。

　　最近很流行氣泡水機，在我看來這只是一種沒有熱量的水，會讓一些不喜歡喝白開水的人有喝水的動力。不過，如果有胃脹氣、久坐不動、腸阻塞，或是有些腸胃道剛開完刀的族群，我就不建議飲用氣泡水。

　　之前，我就在門診遇過胃食道逆流的病人，因為跟風，喝了大量的氣泡水，導致大量排氣，胃食道逆流更嚴重，所以喝氣泡水真的要看狀況適量飲用。如果身體健康，不會脹氣，腸胃也沒有問題，喝氣泡水只純粹刺激口感，那從營養學的角度來看，是沒有限制。但是要避免在氣泡水裡面加果汁、加色素、加糖。

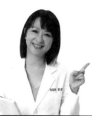

運動飲料何時喝？

如果你運動超過一個小時以上，或是在戶外運動有流汗，就可以補充適量的運動飲料。如果只是在健身房裡面，50 分鐘簡單的踩飛輪，或是快走之類的中度運動，那只要補充開水就好。如果你在健身房運動超過 50 分鐘以上，而且又是中強度以上運動，就可以利用運動飲料來補充電解質。

只是，喝運動飲料也不是直接喝，建議與水以 1：1 的比例混合稀釋，例如 300 C.C. 的運動飲料配 300 C.C. 的水。還有一種情況，也建議用稀釋過的運動飲料來補充水分，那就是腸胃炎造成的腹瀉，也就是說拉肚子已經呈現水樣狀，會有脫水的風險，也可以適度補充。

喝水會胖？

減肥的朋友常常把這句話掛在嘴上：「我喝水都會胖！」其實，從營養學的角度來看，沒有喝水，減肥才會減不下來。為什麼呢？

因為在減肥的過程裡，三大營養素（醣類、脂肪、蛋白質）要代謝轉化成能量時，水分是很重要的角色，它可以幫助身體中營養素轉成能量供給細胞使用，水分不足會影響到你的減肥效果，所以嚴格說，喝水不會胖，反而不喝水才容易變胖喔！！

怎麼觀察自己水喝足夠了嗎？

一般在醫院會精算飲水量和排尿量來判斷，但是一般人可以藉由尿液顏色簡單觀察。正常的尿液為淡黃色，若尿色較濃或有很濃的臭味，都是身體水分攝取不足的警訊。

小黃瓜檸檬水

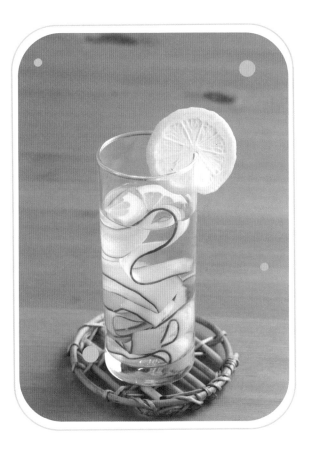

材料

MATERIAL

水 ····················· 600c.c.
檸檬 ·····················片 2 片
小黃瓜 ····················· 半條
蜂蜜 ················· 1/2 小匙

作法

PRACTICE

01 小黃瓜剖長半，用削皮刀切薄片。

02 檸檬片和小黃瓜薄片放在水中，放入冰箱冷藏浸泡 1 小時即可飲用。

03 加入蜂蜜攪拌均勻即完成。

蘋果肉桂水

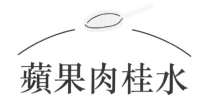

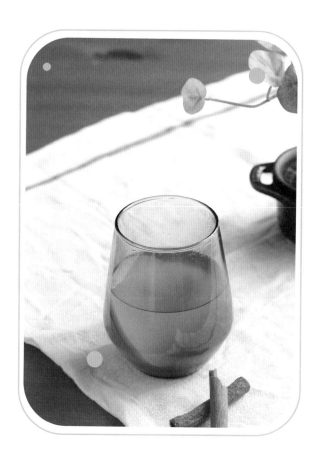

材料
MATERIAL

蘋果 ⋯⋯⋯⋯⋯半顆

水 ⋯⋯⋯⋯⋯600c.c.

肉桂棒 ⋯⋯⋯⋯3 公分

作法
PRACTICE

01 蘋果洗淨帶皮，切下兩片蘋果片，挖去蘋果芯。

02 冷水中放入蘋果片、肉桂棒煮滾，水滾後轉小火續煮 15 分鐘即完成。

養生精力湯——水果籽、果皮可不可以吃？

「為什麼我家小孩只要喝精力湯就肚子痛呢？」艾美問營養師：「同樣的東西我喝沒事，我老公喝也沒事。」

營養師詳細問了艾美精力湯的材料、作法，營養師說：「**不要放蘋果皮、蘋果籽就好了。**」

艾美隔了三天很開心地來找營養師吉訴她：「真的耶！我家小孩肚子不痛了，請問為什麼不能放皮跟籽呢？精力湯連皮帶籽去打，不是比較多營養素嗎？」

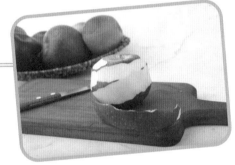

⸍ 這些都是對的

不用為了吃皮而吃皮
有的水果籽有微量毒素
純果汁不一定健康

⸍ 營養師劉怡里帶觀念

現在很多人養身，想提高免疫力、要預防癌症，早上都會打一些精力湯，之前有幾位媽媽買了調理機回家，就想要試著打養身的精力湯。

精力湯的基底就是蘋果最多，有人建議她們要全食物連皮帶籽一起下去打，有媽媽發現讓小朋友喝精力湯，每次都會肚子痛？這並不是因處理衛生條件不好，有些可能是太高纖小朋友無法承受，也遇過因為蘋果籽有些微的氰苷，雖然這種物質是無毒的，但當植物細胞結構被破壞，其中的 β 葡萄糖苷酶就能水解氰苷，生成有毒的氫氰酸，攝入過多有機會引發急性中毒。

我請媽媽把蘋果籽拿掉，改成小杯的量，小朋友就不再肚子痛了。

🍒 果實籽要注意

　　另外，還有一些果實的籽是不能吃的，像是：蘋果、梨子、李子、枇杷和櫻桃等。國外有幾個案例，發現吃太多櫻桃的核仁而中毒。這個案例衍生出一些事情，例如：國人比較容易吃到的蘋果籽，也會產生同樣的微量毒素；而且最近很流行韓國梨子汁，很多人會用整顆梨子去打汁，但梨子籽也有相同的問題。

　　另外，也有人問，吃芭樂的時候，不小心把籽一起吞了會有問題嗎？其實不用太擔心，較小的種子，如：葡萄籽、西瓜籽，吞下去也不會被消化，而是被人體排泄出去。

　　但是，家裡有小寶寶就要注意，小顆的水果籽可能會掉到氣管；大一點的小朋友可能會被尖銳的果核刺傷，像是桃子、橄欖的果核。

〔表〕水果籽、果皮的禁忌

這些水果籽不能吃	這些人不能吃大量果皮
蘋果、苦杏仁、梨子、李子、杏桃、枇杷、櫻桃	小孩子（腸胃功能差） 吃高纖食物，容易脹氣的老人家 長期自己打蔬果汁、精力湯來喝的人 胃潰瘍、十二指腸潰瘍、腸阻塞的病人
蘋果、梨子、枇杷和櫻桃等水果的籽或核，因為含有氰苷，氰苷有機會產生有毒物質，咬碎這些籽或核可能會覺得舌頭麻、喉嚨不適，小量不會中毒，但是最好不要長期大量吃。	

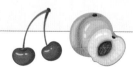

劉怡里營養師製表

果皮要注意

現代人有很多迷思,覺得打蔬果汁是否就要連皮帶籽,營養才完全;其實這句話只對了一半。

果皮確實有營養,例如蘋果皮有槲皮素,槲皮素是一種植化素,對許多種慢性病有保護身體的作用;不過,槲皮素在洋蔥、綠花椰菜、蘆筍裡面也有,補充這三種蔬菜也一樣。蘋果皮的另一個好處是纖維含量較高,纖維的好處很多,但是腸胃功能不好的人,不一定硬要吃果皮。腸胃功能不好、十二指腸潰瘍、腸阻塞的人不能吃高纖;此外,大量的纖維會讓小孩子的腸胃蠕動變慢、肚子痛。

綜合這些原因,打精力湯、蔬果汁時,水果皮如果覺得擔心農藥,或是不夠安全衛生,不一定要這麼堅持連皮打才營養,吃蔬菜也可以補充相關營養素。

如果你沒有那些文明病、腸胃健康,想連果皮一起吃,我建議有幾個地方要考慮。比較常遇到含有高農藥的水果可以買有機的,並清洗乾淨,在這些前提下連皮吃也會比較安心。如果你不確定水果的來源,真的很想連皮吃,那可以流水沖洗 15 分鐘,或是不要掙扎,就直接把皮削掉,不需要為了吃皮而吃皮。

[表] 果皮要擔心的問題

果皮有蠟	水果有農藥	剝皮水果
• 不確定來源,可直接去皮 • 買台灣產蘋果,很少有蠟,例如蜜蘋果 • 用菜瓜布(粗的那面)把蠟洗掉	• 浸泡後,用小量水流水沖約 15 分鐘 • 清洗時用刷子刷洗表面,並特別注意水果凹陷部分	• 需要剝皮的水果(如:香蕉、橘子、芒果),外皮可能沾有農藥、細菌、微生物,建議水洗清洗乾淨後,再食用。

劉怡里營養師製表

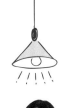

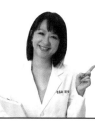

打養生蔬果汁、精力湯要注意

· 蔬菜比水果多：

很多人在**打養生精力湯時，會加入大量的水果，因為打起來比較好喝，這就容易造成喝蔬果汁肥胖的原因**。因為其實都沒有加入蔬菜或蔬菜量很少，所以水果的糖分太多，變成「果汁」而不是「蔬果汁」，一定會造成愈喝愈胖的問題，這樣就喪失了製作蔬果汁的好處。

所以我的大原則建議，因為每個家庭人口數不一定，所以**記得一個口訣，就是「蔬菜比水果多一碗」。我常常用「蔬菜：水果 =3 碗 :2 碗」的概念來解釋，這樣就不會忘記要添加蔬菜，而且量要比水果多**，相對來說一定比較健康。

另外提醒，我曾經在門診碰過一個要控制血糖的病人，她說為什麼她每天早上喝蔬菜汁都沒有加水果也有喝到纖維，但是一個月之後抽血檢查，發現不止血糖失控，體重增加，三酸甘油酯也變高了！後來探討她早上的食材，原來……她把南瓜當成蔬菜，每天早上半顆，在澱粉過量的情況下，當然許多指數都失控了。

所以有一些食材，很容易被誤解成蔬菜或豆類，例如：南瓜、山藥、玉米、紅豆、綠豆、小米、豌豆仁、蓮藕、豆薯、荸薺……等。這些其實都是澱粉類食物，如果在製備養生精力湯時，要記得控制份量。

還有提醒把精力湯當成三餐中其中一餐的朋友，不要固定只有吃那幾種食材，容易造成營養素不均衡，記得要多樣性變化、選擇當季當令的食材，這樣才是真的養生健康的飲品。

- **喝蔬果汁喝到最後很寒：**

　　臨床上很多人也反應，早上喝蔬果汁會「冷底」，原因其實是很多人把那杯蔬果汁當成一餐，只有提供醣分的來源，熱量根本不夠，所以記得可以加入三種食材，就是：攝食產熱效應高的蛋白質、好的油脂，以及促進血液循環的辛香料。

✓ 蛋白質：黃豆、黑豆、毛豆、牛奶、優酪乳、優格
✓ 好油：綜合堅果、酪梨、黑白芝麻、橄欖油
✓ 辛香料：薑、薑黃、肉桂

- **養生精力湯不能治病：**

　　尤其是癌症病人、孕婦哺乳婦、免疫功能差的兒童和老人、腎臟病人，在喝精力湯時有很多限制，例如：癌症病人就不能生食，限磷鉀的腎臟病人也不宜攝取，所以這些特殊族群，真的想製備，可以諮詢營養師，設計餐點內容與份數後再製備會比較安全。

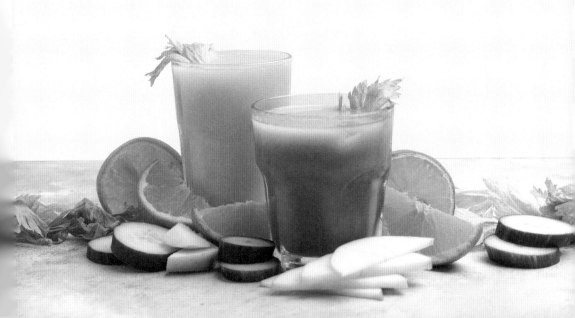

菠菜蘋果紅蘿蔔汁

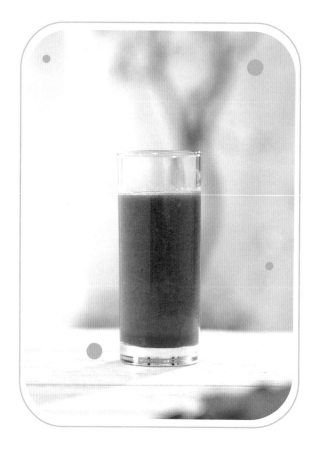

材料

MATERIAL

菠菜 ······················ 60 克
蘋果 ·······················1 顆
紅蘿蔔······················ 60 克
水 ······················ 200C.C.
蜂蜜 ······················ 1 大匙

作法

PRACTICE

01 菠菜汆燙 30 秒後放涼。

02 蘋果和紅蘿蔔去皮切小塊。

03 菠菜、蘋果、紅蘿蔔、水、蜂蜜放入果汁機打勻即完成。

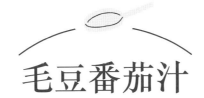

毛豆番茄汁

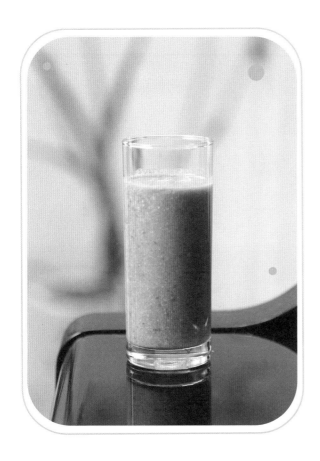

材料

MATERIAL

熟毛豆	60 克
牛番茄	1 顆
小番茄	50 克
蜂蜜	1 大匙

作法

PRACTICE

01　牛番茄切塊，和熟毛豆、小番茄、蜂蜜放入果汁機中打勻即完成。

烹調用油該怎麼挑？

診間故事

羽馨最近買了幾本食譜，想要按照著做菜，到超市買食材才發現，怎麼有這麼多種油？她只好打電話問媽媽，媽媽說她只用大豆油，其他都沒用過。可是做生菜沙拉好像不能用大豆油，應該是橄欖油，可是橄欖油也分好多種，有的寫冷壓、有的寫特級、有的標榜初榨？光是看就花了羽馨 1 小時，「到底可以問誰啊？」

 這些都是對的

\# 油怎麼挑要看烹調方式

\# 植物油為優先選擇

\# 不要只吃同一種油

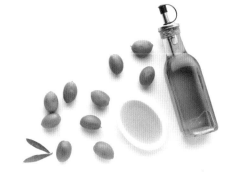

營養師劉怡里帶觀念

大家如果有去超市買食用油，就知道那真的是玲瑯滿目；十多種的油讓你選，橄欖油、花生油、葵花油、葡萄籽油、大豆油……。大家也知道不同的油，適合不同的料理方式，畢竟吃對才會健康；選對油可以預防三高，也就是高血壓、高血糖、高血脂。但是種類這麼多，要怎麼挑選，還有如何搭配料理方式，不是每個人都記得住這麼多資訊。

還有加工食品中的反式脂肪酸的問題也很嚴重，由於人體很難把它代謝出去，它與心血管疾病關聯非常高，也是造成高血脂、脂肪肝的重要原因之一，我們平常吃的麵包、蛋糕、餅乾、洋芋片可能都有反式脂肪酸，大家也要多關注這個議題，學會看營養標示或是食物成分表。

食用油依成分的差異，大致分為單元不飽和脂肪酸、多元不飽和脂肪酸、

飽和脂肪酸等三類。其實多數的食用油都有這三種脂肪酸，我們可以參考三種脂肪酸的比例，來選擇烹調的方式，當然有些油發煙點高，例如：苦茶油、芥花油，就適合中高溫烹調，煎煮炒炸都可以用上。

表 食用油中的三種脂肪酸

脂肪酸特性	油品	烹調方式
單元不飽和脂肪酸含量豐富	初榨橄欖油、苦茶油、芥花油、花生油	涼拌、沙拉
多元不飽和脂肪酸含量豐富	葵花油、葡萄籽油、玉米油、亞麻仁油、黑白芝麻油、大豆油	水油炒菜、快炒、中高溫煎炒
飽和脂肪酸含量豐富	牛油、豬油、椰子油、奶油、棕櫚油	高溫、油炸

劉怡里營養師製表

單元不飽和脂肪酸

以食用油健康烹調的角度來建議，不飽和脂肪酸越比例愈高愈好。此外，不飽和脂肪酸又分為「單元不飽和脂肪酸」跟「多元不飽和脂肪酸」；如果是買初榨油橄欖油、苦茶油、芥花油，特性就是富含單元不飽和脂肪酸，這種油適合的烹調方式是涼拌，也可水炒青菜然後淋些許油在上面，吃起來不會澀口。

但是冷壓橄欖油不適合加到鍋子裡面去烹調，因為富含單元不飽和脂肪酸的油品發煙點很低，很容易冒煙，通常油品加熱到冒煙就開始變質，像：橄欖油、花生油⋯⋯等，都不適合中高溫烹煮，油容易劣變，然後整個油脂都變質，較會產生一些致癌物質。不過，其中苦茶油、芥花油發煙點都在攝

氏 240 度以上，所以適合中高溫烹煮。因此，除了看脂肪酸的組成，還可以參考「發煙點」的溫度，各種油都有它適合的烹調方式。

富含單元不飽和脂肪酸的油品，如果吃得適量，它可以讓 LDL（壞的膽固醇）下降，HDL（好的膽固醇）維持穩定，對心血管有健康保護的作用

多元不飽和脂肪酸

如果今天要煎魚、炒肉絲，就會選擇多元不飽和脂肪酸含量較多的油品，例如葵花油、葡萄籽油……等。這種油品適合短時間的快炒，也可以用在水炒菜上。

料理使用多元不飽和脂肪酸的油品，也可以讓 LDL 降下來，但是對 HDL 沒有明顯效果，對心血管疾病有一定的幫助。

飽和脂肪酸

假使你堅持要做油炸食品，那就要選擇富含飽和脂肪酸的油品，例如：豬油、椰子油，它們的特性就是耐高溫。雖然飽和脂肪酸在我們體內是必須，但不宜過量，因為它會塞住血管，增加心血管疾病機率，而一般外食其實就容易吃到了。

此外，雖說這些油對心血管不好，但是如果你真的要高溫、要油炸，那這兩款油是比其他種類的油適合的，因為它的發煙點更高、更耐高溫，不會因為加熱而很容易劣變。我當然是希望大家不要吃油炸食物，不過總有那種不能考慮健康飲食，只能用這種烹調方式的情況，就選這種。

美國的健康飲食限制中，規定每人每日飽和脂肪酸攝取不要超過 22 克，大約等於 100 克的牛五花肉。國人每日吃很多豬肉、紅肉，這些都含有大量飽和脂肪酸；因此，國人已有飽和脂肪酸過量的問題。如果我們確定一天內已經攝取了不少飽和脂肪酸做的食品，那我們在那一天減少攝取紅肉的量，取得一個平衡。

富含飽和脂肪酸的食物

使用牛油、豬油、椰子油、棕櫚油、奶油、植物性奶油的食物

- 含油高湯、滷肉湯、奶油濃湯
- 糕餅、西式點心
- 油炸速食、肥肉、洋芋片

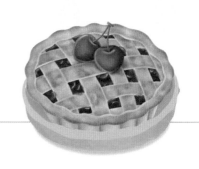

🍾 反式脂肪酸

說到反式脂肪酸，建議是完全不要碰，這裡探討的是人類製造的人工反式脂肪酸。大家可能會有疑問，為什麼要做出這種很容易卡在血管上的東西呢？吃了很容易生病啊？

我先解釋植物油跟動物性油的差別在哪裡，比如說豬油，飽和脂肪酸含量高，油脂在正常溫度下會凝固。植物油就算拿去冰，或放在室溫下，都是呈現液體。商人就拿植物油，經過「氫化」的過程，成為氫化植物油，提高飽和脂肪酸含量，變成半固體狀。

以食品加工的目的來說，氫化植物油適合用在所謂的烘焙、加工食品上，因為液態的油做成烘焙製品有困難，而且口感差。用來進行氫化的植物油之中，棕櫚油占大宗，因為價格便宜。在氫化的過程中會產生反式脂肪酸，反式脂肪酸比豬油還容易卡在血管上面，我們體內酵素很難把它代謝出去。

除了氫化植物油會有反式脂肪酸，還有油炸食物也容易有，酥酥脆脆、容易掉屑的食物我們都要小心，例如油條、薯條、有些手工餅乾、市售巧克力棒、蘇打餅乾、夾心餅乾、甜甜圈、洋芋片，這些裡面都可能有反式脂肪酸。

更要注意的，是**世界衛生組織建議每天反式脂肪攝取量不應超過總熱量的 1%**。以一個每日消耗 2000 大卡的成人而言，這個量相當於每天攝取不超

過 2.2 公克反式脂肪。

想要避開反式脂肪酸？只要把食品成分表拿來看，上面寫有：半氫化植物油、氫化植物油、植物性乳化油、人造酥油、白酥油、人造奶油、精製植物油等這些東西的話，幾乎就是含有反式脂肪酸的。

如果今天吃到反式脂肪酸，它很難代謝出去，只能趕快吃大量的膳食纖維。我建議膳食纖維要來自蔬果，因為蔬果可以把不好的東西帶走，也富含植化素、維生素等抗氧化營養成分；植化素可以抑制身體的發炎反應、提高抗自由基的能力、修復細胞，所以有多重好處。

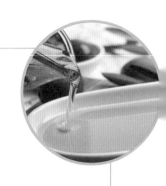

TIP

油品食用 / 選用

- 不要選購散裝貨是來路不明的油品
- 買小包裝油品開封後要鎖緊放冷藏，盡早食用完畢
- 可以更換廠牌降低食安風險
- 向食物借油
- 降低使用動物型油品
- 烹調時記得開排油煙機

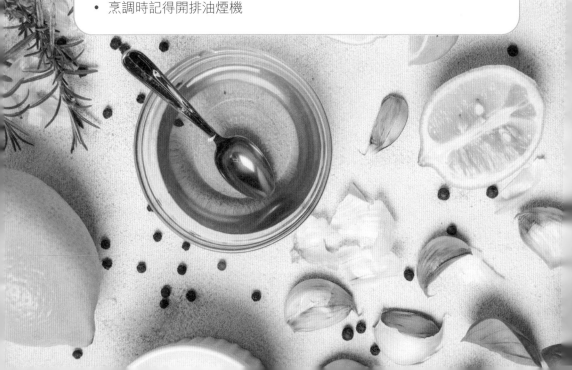

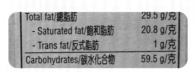

Total fat/總脂肪	29.5 g/克
- Saturated fat/飽和脂肪	20.8 g/克
- Trans fat/反式脂肪	1 g/克
Carbohydrates/碳水化合物	59.5 g/克

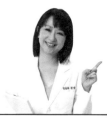

一、反式脂肪酸藏在哪裡？

現在已經有很多國家在禁用含人工反式脂肪酸的油脂，台灣在 2018 年 7 月 1 日起已正式禁止「不完全氫化油脂」使用於食品中，以降低大家攝取過多反式脂肪。但問題是在食品營養標示中，你看不出來自己有沒有吃到人工反式脂肪，為什麼呢？目前的營養標示中，100 克的食品內低於 0.3 克的反式脂肪，就可以標示為 0。

這樣的標示雖然合法，卻出現一連串弔詭的問題，第一是消費者就會覺得反式脂肪酸標示 100 克為 0 那就是 0，但實際上是有機會含少量的反式脂肪酸；第二是民眾要看清楚，有可能產品不只重量 100 克，有可能產品整包是 200 克、300 克甚至更多，所以整包吃完有機會超過 0.3 克，而且身體很難代謝人工反式脂肪酸，就算一天吃一點點，真的很容易累積在身體裡。

所以我們最好看成分表，只要有氫化植物油、植物性乳化油、人造酥油、白酥油、人造奶油、精製植物油，幾乎可以肯定含有人工反式脂肪酸。還有一個地方要注意，盡量減少吃散裝無成分表的食物，如夜市或攤販的麵包、甜甜圈、炸雞等等；因為這些食品用的材料不明，例如 2017 年 8 月消基會做的一份報告，其中「散裝」的烘焙食材乳瑪琳，人工反式脂肪含量竟然高達每 100 克有 3 到 4 克，太可怕了。

二、怡里營養師廚房用油：

水炒青菜：橄欖油、亞麻子油
煎魚或炒肉絲：芥花油、苦茶油、葵花油
涼拌：冷壓橄欖油、麻油
還有定期更換油品！有檢驗標章會更好。

一片綠生菜沙拉

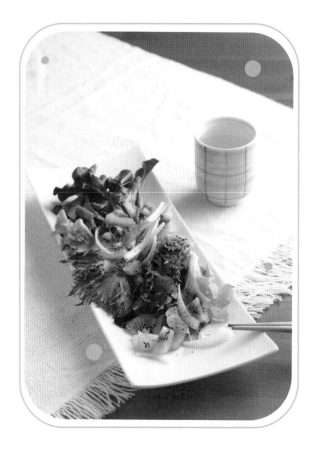

材料
MATERIAL

生菜 ······················ 80 克

豆苗 ······················ 30 克

奇異果 ····················· 1 顆

初榨橄欖油 ············· 2 大匙

洋蔥 ······················ 50 克

醋 ························· 1 大匙

鹽 ························· 適量

黑胡椒 ····················· 適量

作法
PRACTICE

01　洋蔥磨成泥，加入橄欖油、醋、鹽、黑胡椒調勻。

02　奇異果去皮切片。

03　生菜、豆苗、奇異果拌勻，淋上洋蔥醬即完成。

麻油三星蔥杏鮑菇

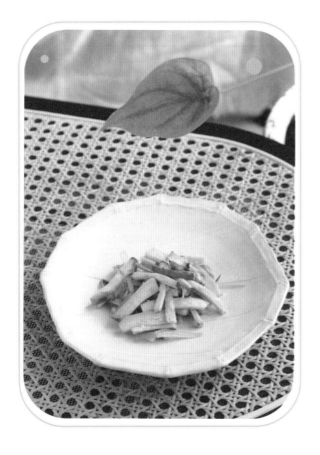

材料
MATERIAL

杏鮑菇	2 支
三星蔥	1 支
辣椒	1 支
麻油	15c.c.
鹽	適量
白芝麻	1 大匙

作法
PRACTICE

01 三星蔥切絲。辣椒切絲。海苔切絲。杏鮑菇切條。

02 乾鍋煎杏鮑菇至出水,加鹽調味。

03 將三星蔥絲、辣椒絲和杏鮑菇拌合,淋上麻油、白芝麻,撒上海苔絲即完成。

喝茶好不好？咖啡一天最多喝幾杯？

診間故事

「叮咚！」琪瑄的朋友傳了一則新聞過來，「1 天 4 杯黑咖啡，30 歲女骨鬆？喔，天啊。我一天要喝 5 杯呢？」琪瑄定下心情想了想，上次去身體檢查，也沒有骨鬆，平常也有喝牛奶補鈣，每天上班還特別走路 10 分鐘曬太陽，補充維他命 D。琪瑄拿起手機：「到底是哪個損友傳的新聞嚇人，我一定要罵他。」

☕ 這些都是對的

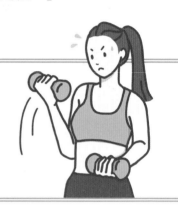

 # 別讓小孩喝茶跟咖啡
 # 喝咖啡看紅黃綠燈
 # 喝茶減重要搭配運動

☕ 營養師劉怡里帶觀念

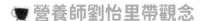

喝咖啡跟喝茶有點像，都會攝取到咖啡因，而咖啡雖然會影響鈣質跟鐵質的吸收，但是相對適量的喝咖啡也會幫助減脂、促進代謝、護肝等好處。喝茶有許多優點，像是裡面富含幫助減肥的兒茶素、提高身體免疫力的槲皮素。但是不管咖啡跟茶，喝的時候也是有幾個重點要注意。

☕ 咖啡因對什麼人影響較大？

咖啡因可以提振精神、促進新陳代謝。不過，咖啡因攝取過量也容易出問題。有人飯後一定要喝説喝茶、咖啡，説是去油解膩，在一般健康的成年人是沒有問題的，但是在某些情況下就要小心謹慎。

❶ 女性在經期來的時候，骨質疏鬆症、缺鐵性貧血的人，我會建議不要在飯

後馬上喝咖啡和茶。因為咖啡因為會影響鈣質跟鐵質的吸收，最好是隔 1 至 2 個小時再喝。很早以前，父母都不會讓小孩喝茶跟咖啡，現在證明是有根據的，因為成長發育中的小朋友需要鈣質跟鐵質。

❷ **至於腸胃道不好、胃發炎的人，不要空腹喝茶及喝咖啡**。因為咖啡因的作用會刺激胃酸分泌，如果胃酸過多、火燒心（嘔胃酸），空腹喝咖啡或茶會讓病情更嚴重。「喝茶傷胃」大家比較常說，最主要的原因是來自於單寧酸。單寧酸的含量多少取決於茶葉製作時的發酵時間，發酵時間愈短單寧酸愈多，例如：烏龍茶是半發酵茶，紅茶是全發酵茶，綠茶是沒有什麼發酵的茶，所以空腹喝茶會覺得不舒服的人，可以改喝烏龍茶、紅茶。

❸ **有高血壓或是壓力大的人，建議不要空腹喝咖啡**。此外，咖啡因含量比較高的茶、提神飲料、碳酸飲料等也別過量；因為過多的咖啡因會容易讓血壓上升。如果是市售的茶品可以透過瓶身標示來確定咖啡因的含量。普遍來說，茶中以紅茶咖啡因較多，不過紅茶有另外一個好處，當我在衛教病人，希望他們戒除喝咖啡的習慣時，我會建議用紅茶來代替。相對來說，茶的咖啡因不會比咖啡的咖啡因要高。例如 1 天要喝 3 杯咖啡，可以其中 1 杯改用紅茶取代，慢慢的戒斷，不要一下子完全不喝，一次就咖啡因全戒掉有些人是不能承受的。

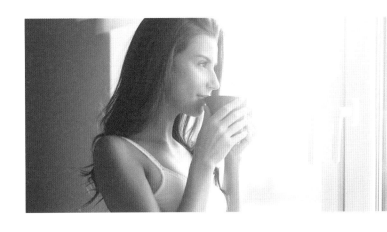

☕ 喝茶好處在哪裡？

喝茶可以抗癌，增加身體內的抗氧化物質、多酚類、兒茶素……等，幫助體重控制，縮短腰圍，減少體脂肪等等。

❶ 喝茶減重有什麼訣竅？這幾年來，許多健康食品廠商都專注於兒茶素如何減少體脂肪。由於在茶飲的代謝過程裡面，兒茶素會讓我們身體裡的三酸甘油脂分解，食物中的脂肪就是變成三酸甘油脂移動到肝臟。雖然三酸甘油脂分解後的產物，送到肝臟裡面還是會重新合成脂肪，但是我們可以阻止這個過程，那就是運動。

因此，當我們要用茶來控制體重時，要讓兒茶素分解三酸甘油脂，分解成甘油跟遊離的脂肪酸，然後做運動消耗代謝掉它。如果你有注意電視廣告，內容都是一邊喝茶一邊運動，就是這個意思；它在告訴你喝茶要搭配運動才能降體脂肪。所有的茶都可以有這個效果，在目前大部分的研究中，綠茶降體脂肪的效果最好。

如果當你在運動減重時，碰到「體重停滯」無法下降時，我就會建議喝綠茶。喝綠茶的時機可以在運動中喝，也可以在運動前後喝，都能幫助你降低體脂肪、減少腰圍，不過重點在配合運動，只是單純喝綠茶效果不大顯著。

❷ 市售的罐裝茶有沒有降體脂肪效果？罐裝茶跟你自己泡的茶差不多，只要是無糖都可以喝，市售罐裝茶會標榜降體脂肪的功能，是健康食品的標章認證可以強調對應的功效。不過，有的人喝罐裝茶，會有肚子咕嚕咕嚕的蠕動聲響，這不是因為茶本身的原因，而是因為市售罐裝綠茶通常都會添加一些膳食纖維，例如菊苣纖維；用來促進腸道蠕動，是一種合法的添加物，也可以加強降低體脂肪的功能，所以消費者可以自由選擇自己泡茶，或是買市售無糖茶飲都是不錯的。

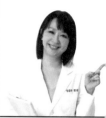

再瞭解多一些！

咖啡也有紅綠黃燈之分

咖啡有多種好處，在國外的研究中，認為咖啡可能促進思考能力、減少失智症的機率、促進新陳代謝、預防心臟病等等，以及減少中風、糖尿病的機率；最近還有研究說咖啡有護肝的功能。

衛福部對於咖啡因的攝取有限制，建議每日不超過 300 毫克，一般的罐裝咖啡上面都有成分標示，現煮咖啡就可以看咖啡紅、黃、綠燈，部分現煮咖啡的業者會將燈號標示在咖啡價目表上，讓消費者有所依循。

現煮咖啡標示咖啡因含量標準

 201 毫克以上
義式濃縮咖啡

 101 ～ 200 毫克
美式咖啡

 100 毫克以下
綠燈 低咖啡因、卡布奇諾、拿鐵

註：以上咖啡種類視咖啡豆及煮泡方式而異，建議每日攝取量不超過 300 毫克

咖啡因會讓人骨鬆？

有人怕攝取咖啡因會容易骨質疏鬆，所以要補一點點鈣質，因此坊間衍伸了很多說法。像是拿鐵咖啡（牛奶加咖啡）裡面的鈣沒有用，喝進去也會抵消掉。但是就營養價值來說，雖然咖啡因會讓鈣質流失，但是你加了額外的牛奶，不但增加了咖啡的風味，且牛奶有蛋白質，以及其他營養素，因此不用否定牛奶的營養。

其實骨鬆的問題並沒有一般說的那麼嚴重，要喝咖啡的朋友，我建議喝黑咖啡或拿鐵都可以，咖啡並不會讓鈣質流失太多，那只有一點點而已，因此大家最需要關注的，是控制咖啡因的攝取量。而鈣質流失取決於諸多的因素，包括：抽菸、陽光、含鈣食物的攝取……等等。

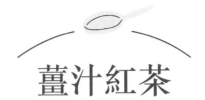

薑汁紅茶

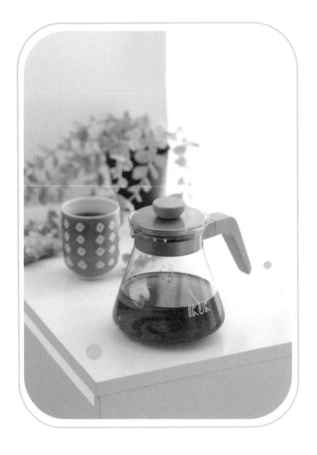

材料

MATERIAL

老薑 ···················· 3 片
紅茶 ···················· 2 包
水 ···················· 1000c.c.
蜂蜜 ···················· 1 大匙

作法

PRACTICE

01　老薑去皮，放入果汁機中，榨出薑汁。

02　鍋中放入薑汁、水、糖，煮滾後下紅茶包和蜂蜜拌勻即完成。

天然香料濃奶茶

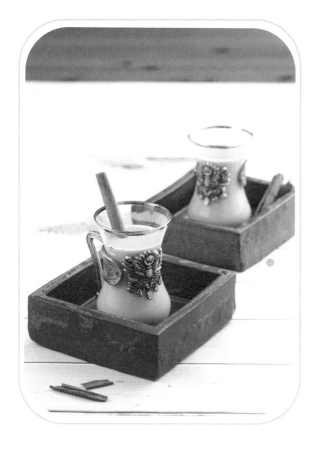

材料

MATERIAL

紅茶包······················2 包
鮮奶 ··················· 300c.c.
水······················ 300c.c.
肉桂棒·····················半支
荳蔻 ·······················2 顆
丁香 ·······················1 顆
胡椒 ·······················5 粒
黑糖 ·····················1 小匙

作法

PRACTICE

01 肉桂棒、荳蔻、丁香、胡椒放入水中煮滾。

02 續下鮮奶煮至微滾,下紅茶包浸泡 1 分鐘。

03 過篩香料後加入黑糖調味即完成。

含糖食物的陷阱！

診間故事

媽媽抓著糖罐，「雨馨！你的紅茶要加糖嗎？」雨馨想到明天要去海邊玩，身材不能不顧：「不要！」媽媽拿起蜂蜜：「那改加蜂蜜好了，蜂蜜比較不甜。」雨馨喝著媽媽泡的蜂蜜紅茶，有花香又有茶香，「蜂蜜比較不甜，熱量也有比較低嗎？」看著床上的新泳裝，雨馨放下茶杯，不敢再喝了。

這些都是對的

 # 一杯手搖飲，糖分是你一日所需 2 倍
 # 吃起來不甜，糖分爆表食物有很多
 # 高果糖糖漿讓你得痛風

營養師劉怡里帶觀念

現在國人的飲食問題中，糖分的攝取好像無法控制，多數人以為戒甜、戒糖就能減少糖分吸收，但是在我們的日常飲食當中，就算吃不到甜味，也隱藏了不少糖分，悄悄讓我們的糖分攝取破表；因此，我不建議吃糖。

我為什麼不建議吃糖，是因為糖跟很多的疾病有關聯，包括：代謝症候群、肥胖、身體發炎、小朋友記憶力不集中，還有成人三高（高血脂、高血壓、高血糖）的問題。最近發現攝取過多的糖，也會導致胰臟癌發生的機率增加。

你一天只能吃這一點點糖

以前的算法一個男性是 2000 大卡，因為現代人沒有這麼多勞動，當我設計的各種食譜時，熱量都會設定比較少：男性 1800 大卡、女性 1600 大卡，

所以糖的攝取應該要更少。世界衛生組織的規定，一天熱量的 5% 可以來自於糖（精緻糖）；國內則建議是 10%。經過計算之後，女性大概是 40 克的糖（等於 8 顆方糖，1 顆方糖是 5 克），男性是 9 顆方糖。

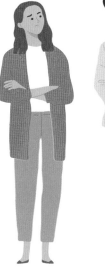

女生：

世界衛生組織建議：
佔一天熱量的 5%

4 顆方糖 =80 大卡

國內建議：
佔一天熱量建議量的 10%

8 顆方糖 =160 大卡

男生：

世界衛生組織建議：
佔一天熱量的 5%

4.5 顆方糖 =90 大卡

國內建議：
佔一天熱量建議量的 10%

9 顆方糖 =180 大卡

**1600 大卡
女生**

**1800 大卡
男生**

❶ **市面上手搖飲的檢測數據，會讓你驚訝到合不攏嘴。** 一杯全糖的手搖飲，就含有約 18 顆的方糖；只要一杯手搖飲，糖的攝取量就超過 1 天最高極限的 2 倍；有的店家會標示含糖量，不過畢竟是手作飲料，會出現製作與標示有誤差的情況。那半糖飲料會好一點嗎？經過查證，7 成以上的半糖手搖飲，含糖量還是達到全糖時候的 8 至 9 成，幾乎沒有少太多，更別說少一半了。

表 飲料所含方糖數量

全糖飲料		
飲料	容量（毫升）	方糖（顆）
洛神冰茶	450	18
百香綠	500	16
多多綠	700	14
焦糖可可冰沙	470	14
珍珠奶茶	700	12
多多發酵乳	330	11
全糖綠茶	500	10
柳橙汁	400	10
奶茶	500	7
葡萄風味果汁	250	7
可樂	330	7
優酪乳	200	4

❷ 換別的糖來調味可降低熱量嗎？其實有很多大家比較常用的糖、糖的替代品，像是楓糖、蜂蜜、果糖，熱量也不算低，大家可以參考表／各式糖類熱量和方糖顆數來換算。

表 各式糖類

食用糖			
種類	一匙重量（克）	熱量（大卡）	方糖（顆）
楓糖	20	52	2.6
黑糖	10	37	1.9
紅糖	13	50	2.5
冰糖	15	58	2.9
黃糖	15	60	3
麥芽糖	20	65	3.3
蜂蜜	20	63	3.2
果糖	20	59	3
果醬	22	60	3

劉怡里營養師製表

　　蜂蜜在日常生活要比較注意，像是 2 湯匙的蜂蜜，就快要接近我們一日的攝取糖的份量。因為蜂蜜本身嘗起來比較不甜，我們在製作一些比較酸的飲料時，例如：蜂蜜檸檬茶、金桔檸檬，會不自覺得把蜂蜜的量加得比較多，熱量遠超過一般人的想像，市售的手搖飲也是一樣。同樣的道理，酸味飲料，如：百香綠茶、葡萄柚綠茶、多多綠茶、檸檬紅茶……等，這些手搖飲的含糖量都比較高。

隱藏的糖分（Hidden sugar）

不只是國內，國外也很關注隱藏糖分（Hidden sugar）的議題，究竟是哪些食物、料理中隱藏了大量糖分？

❶ **料理中隱藏的糖分有很多。**因為這些料理手法裡，都必須增添加冰糖、砂糖或麥芽糖，讓料理更好吃，常常外食的人必須特別注意。中式料理中，如：三杯雞、滷肉、糖醋；還有加了甜麵醬的料理，像是：叉燒肉、紅燒牛腩、京醬肉絲、烤鴨，最典型的炸醬麵等等。甜麵醬雖然在製作的時候並不加糖，但在發酵時會產生葡萄糖和麥芽糖。而且，使用甜麵醬製作的料理，部分還會額外加了砂糖，以增添風味。

西式料理中，罐頭義大利麵醬、番茄醬等，製作過程中會加入糖、鹽、增稠劑，不想吃太多糖的你，點餐時一定要考慮再考慮。

❷ **零食中隱藏的糖更多。**除了大家比較熟知的蜜餞、餅乾、巧克力，還有許多種零食吃起來不甜，糖分卻爆表的；建議打開包裝前，一定要仔細看營養標示。有的零食裡，糖比原料還多，如果不控制食用量，就等於直接吃精製糖。

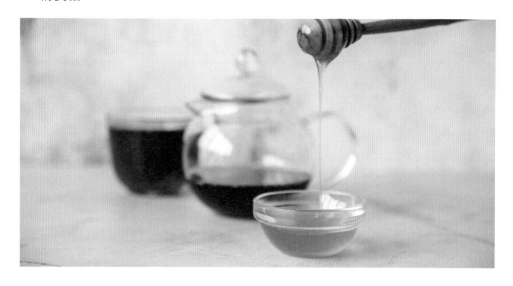

表 吃起來不甜含糖爆表的零食

種類 (100 克)	含糖量 (方糖)	敘述
即時穀粉	6-8	單純的穀粉口感差,需要加糖改善,例如芝麻糊、堅果飲、擂茶、燕麥片等,小小一包就有 3 顆方糖。
豬、牛肉乾	4-7	雖然是鹹食,卻添加大量的糖,看食物成份中,幾乎前幾名就有糖,以 " 蔗糖 " 居多。
早餐穀片	3-6	為了迎合幼齡的消費者,標榜健康,糖分卻超高。
水果果乾類	5-6	某些水果乾特別甜,當然含糖量也特別豐富,如:芒果乾、藍莓乾、小紅莓乾等,要注意看食物成份。
布丁	2-3	有些成分最多的不是牛奶及雞蛋,是水和糖,熱量卻高得嚇人。
優酪乳	2-3	生產時會額外添加糖幫助益生菌發酵,又因為口感酸,有些產品銷售時還會加上糖、果醬,糖分驚人。

劉怡里營養師製表

❸ **保健食品也加了糖?** 近年來有許多保健食品,尤其是液態的、喝的保健食品,你看一下營養標示,注意添加的糖分。

元凶：果糖糖漿

　　市售的罐裝飲料、手搖飲，常常添加的不是砂糖，而是所謂的果糖糖漿。這一種糖可說是最糟糕的，人體最不需要的糖。因為研究證明果糖糖漿對人體健康有影響，幸好現在已經有部分廠商，將飲料中的糖改用蔗糖（白砂糖），或是混合使用。

　　果糖糖漿也叫人工果糖或玉米糖漿，大部分都是用基因改造的玉米去製作，因為它的價格便宜，所以成為廠商愛用的原料，而它之所以便宜，更可能與原料是基改作物有關。其實，我們需要認真想想基因改造食物，在未來會對身體有什麼樣的風險。

❶ 果糖糖漿進到人體裡面，易轉變成三酸甘油酯，它會讓血脂過高，造成脂肪肝，也會讓體脂肪增加、內臟脂肪增加，造成慢性發炎。脂肪肝就可能會跟肝發炎、肝硬化有關係，脂肪肝更是肝癌三部曲的前身。在某些醫學研究中，發現果糖糖漿跟孕婦的流產、胎兒過大有關係。

❷ 痛風！果糖糖漿會造成痛風，因為它代謝的過程會產生尿酸，尿酸堆積的數量過多就會造成痛風，像是現在的人年紀輕輕就有痛風，可能就是喝了太多的果糖糖漿飲料造成。

T I P

真的要吃精緻糖怎麼補救？

先攝取高纖食物，可以延緩精緻點心讓血糖上升太高，喝含糖飲料吃甜點點心時可以搭配蛋白質和油脂，例如：

- 珍珠奶茶改成無糖鮮奶珍珠或是無糖蒟蒻鮮奶
- 吃甜甜圈時可以搭配低脂鮮奶
- 吃早餐甜麵包時，可以搭配一杯無糖黑芝麻豆漿
- 選擇堅果巧克力搭配無糖豆漿
- 麵包沾橄欖油和醋

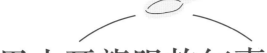

黑木耳龍眼乾紅棗甜湯

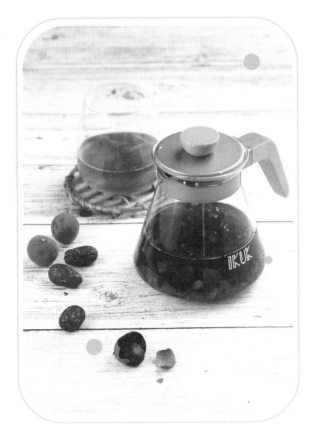

MATERIAL

黑木耳	20 克
龍眼乾	20 克
紅棗	5 顆
枸杞	1 大匙
黑糖	(可不加)
水	600c.c.

作法

PRACTICE

01 黑木耳洗淨,和水放入果汁機中打碎。

02 步驟 1 倒入鍋中,加入紅棗、枸杞、龍眼煮約 30 分鐘。

03 加入少許黑糖,持續攪拌至溶化均勻即完成。

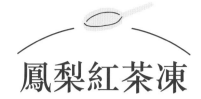

鳳梨紅茶凍

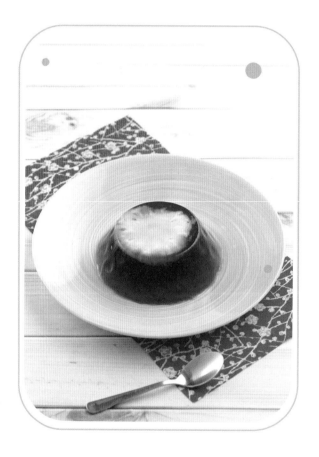

材料

MATERIAL

紅茶	300c.c.
果凍粉	5 克
鳳梨片	3 片
檸檬汁	10 克
蜂蜜	10 克

作法

PRACTICE

01 紅茶煮滾，放入果凍粉融化。

02 加入檸檬汁、蜂蜜拌勻。

03 鳳梨片放入容器中，倒入紅茶放涼後冰鎮即完成。

市面上有多種乳製品，你挑對了嗎？

診間故事——

　　曉萱每天都要去便利超商喝一盒寫著「加鈣牛奶乳飲品」，同事阿睿拿起曉萱的飲品：「你怕老了會骨質疏鬆啊？牛奶補鈣不夠，還要加鈣。」曉萱點點頭，阿睿把盒子翻過來看成分表：「可是後面的成分表好像不太對耶，成分是水、奶粉、糖、各種添加劑……，這是鮮奶嗎！你確定是喝牛奶還是喝糖水？」曉萱搶回牛奶飲品細看：「Oh My God！我在喝什麼啊？」

這些都是對的

牛奶、豆漿不能替換
乳糖不耐症可以改善
別喝高鐵又高鈣

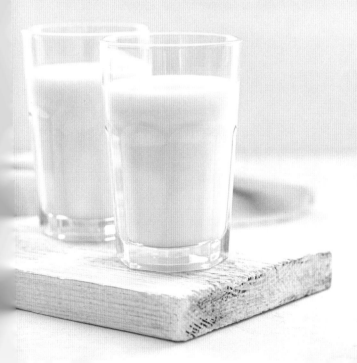

常常有人在營養門診諮詢時，問我：如果不能喝牛奶，可不可以喝豆漿。其實我很難回答，因為按照 6 大類食物來分類，牛奶是乳品類，豆漿是豆魚蛋肉類，兩個完全不一樣的分類。如果我們按照這個每日飲食指南六大類扇形圖示，是牛奶要喝、豆漿也要喝。會問不喝牛奶改喝豆漿的人，可能是有乳糖不耐症，喝牛奶會拉肚子，要怎麼辦呢？

乳品類主要提供營養來源是：蛋白質、乳糖、脂肪、維生素（特別是維生素 B2）、礦物質（鈣質最為重要）。國人普遍缺鈣，一天攝取 1~2 杯鮮奶是比較容易獲取鈣質的來源。不吃乳品類的，鈣的來源建議可以從傳統硬豆腐、小豆干、綠色葉菜類、黑芝麻、小魚乾來補足。

每日飲食指南 ── 六大類食物

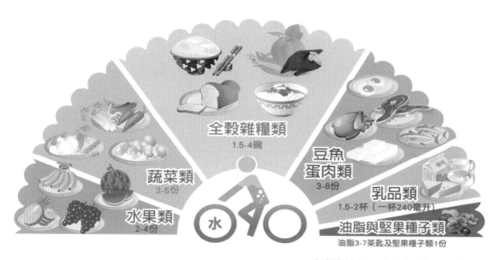

參考資料來源：衛生福利部國民健康署

乳糖不耐症可以改善

乳糖不耐症是有方法改善的。第一，就是慢慢的、分階段的喝；其實每個人身體裡面都有乳糖酶，可以分解乳糖，也就是分解牛奶裡面的乳糖，變成乳酸後，就不會脹氣、拉肚子。但是有的人身體乳糖酶的活性比較少，口語化一點的說法就是：「身體裡面的乳糖酶還沒有醒來。」

要訓練自己的身體把乳糖酶的活性增加，怎麼刺激它？先喝一點點牛奶，少量、少次開始，每天再多喝一點點，慢慢增加。所以有人之前喝牛奶不會拉肚子，可是隔了一陣子沒有喝，再喝牛奶又會拉肚子了，就是這個原因，表示他身體裡乳糖酶的活性下降了。

第二種方法，適用於乳糖不耐症比較嚴重的人。有的老人家喝很少量的牛奶就會拉肚子、腹瀉，我便會建議可以選擇低乳糖或沒有乳糖的牛奶，都可以提供乳糖不耐症的人做選擇。如果真的很排斥，可以改吃優格；優格經過發酵，發酵的過程裡會把部分乳糖轉化成乳酸，所以不容易造成拉肚子。因此，有人說，喝牛奶會拉肚子，吃優格就還可以；便是這個原因。這個方法對於嚴重乳糖不耐症的老人家或小孩都適用。

優格裡面的營養成分跟牛奶大部分很接近。就乳製品來說，我們會建議優先攝取的是牛奶，不行的話，就吃優格或優酪乳，再來是吃起司片，這三種食品可以相互取代。不過市售的優酪乳，可能會有含糖的問題。而優格的選擇上要挑選原味的，不要加果醬、不要加精緻糖。

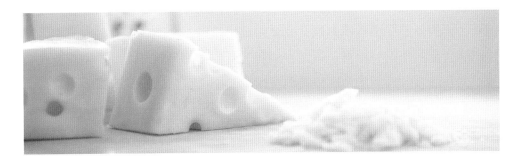

乳製品怎麼選、怎麼替換吃？

牛奶、優格、優酪乳、起司，這些都是在乳品類的範疇，建議攝取量中的一杯是 240 毫升牛奶，不管喝全脂還是低脂一杯牛奶也是一樣的量。我以蛋白質、醣類、脂質三大營養素的份量來替換：

以下是不同的乳製品替換法：

乳品類 1 杯

(1 杯 =240 毫升全脂、脫脂或低脂奶＝ 1 份)

＝鮮奶、保久奶、優酪乳 1 杯 (240 毫升)

＝全脂奶粉 4 湯匙 (30 公克)

＝低脂奶粉 3 湯匙 (25 公克)

＝脫脂奶粉 2.5 湯匙 (20 公克)

＝乳酪 (起司) 2 片 (45 公克)

＝優格 210 公克

有人喝牛奶會胃脹、不適，可以吃兩片起司片來代替。不過，牛奶跟起司片的有個差異要特別注意，起司片裡通常會添加了鹽，所以你可能會吃到比較多的鹽分，怕吃到太多鹽分的人，市面上有低脂少鹽的起司片可以選擇。

全脂、低脂跟脫脂牛奶，要選哪一個

因為多數國人的飲食習慣比較油膩，所以我會建議低脂牛奶。有人會問低脂牛奶的營養成分夠不夠呢？就營養成分來說，全脂、低脂跟脫脂牛奶在於脂肪含量的差別，相對可以減少油脂的攝取。如果說個人飲食習慣並沒有攝取太多油脂，其實喝全脂牛奶也沒什麼關係；現在國外有研究，不管是低脂、全脂都可以放心喝。

脫脂牛奶影響最大的，可能是脂溶性的維生素 A、D、E、K 的吸收，因

為脂肪的含量比較少，會影響到這些營養素吸收。不過剛剛有提到，其實國人平常就吃得較油，有些時候光是早餐就食進大半的油脂量，因此不用太擔心脂溶性維生素的吸收。配合國人的飲食習慣，脂肪的含量不是主要的重點，重點是牛奶中蛋白質和鈣質。

牛奶是良好的鈣質來源，一天喝一杯牛奶 240 毫升，就提供了 240 毫克的鈣，一天鈣質的建議攝取量是 1000 毫克，所以一杯就提供近 1/4 的來源，所以六大類食物分類中，會建議一天最少要喝 1.5 至 2 杯牛奶，原因在此。而牛奶裡的鈣質是乳酸鈣，較於其他的鈣質成分，吸收率比較高，牛奶可作為良好的鈣質來源。

鮮奶、調味乳、乳飲品傻傻分不清

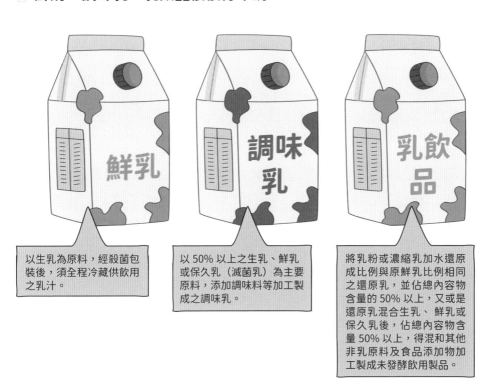

鮮乳

以生乳為原料，經殺菌包裝後，須全程冷藏供飲用之乳汁。

調味乳

以 50% 以上之生乳、鮮乳或保久乳（滅菌乳）為主要原料，添加調味料等加工製成之調味乳。

乳飲品

將乳粉或濃縮乳加水還原成比例與原鮮乳比例相同之還原乳，並佔總內容物含量的 50% 以上，又或是還原乳混合生乳、鮮乳或保久乳後，佔總內容物含量 50% 以上，得混和其他非乳原料及食品添加物加工製成未發酵飲用製品。

常見乳品名稱——根據國家標準（CNS）的定義：

生乳：從健康乳牛、乳羊擠出，經冷卻且未經其他處理之生乳汁。

鮮乳：以生乳為原料，經殺菌包裝後，須全程冷藏供飲用之乳汁。

保久乳：以生乳或鮮乳滅菌後，可於常溫保存，供飲用之乳汁。

調味乳：以 50% 以上之生乳、鮮乳或保久乳（滅菌乳）為主要原料，添加調味料等加工製成之調味乳。

乳飲品：將乳粉或濃縮乳加水還原成比例與原鮮乳比例相同之還原乳，並佔總內容物含量的 50% 以上，又或是還原乳混合生乳、 鮮乳或保久乳後，佔總內容物含量 50% 以上，得混和其他非乳原料及食品添加物加工製成未發酵飲用製品。

另外，根據國家標準 CNS3056 針對鮮奶的規定：

高脂鮮乳：乳脂肪 3.8% 以上

全脂鮮乳：乳脂肪 3.0% 以上未滿 3.8%

中脂鮮乳：乳脂肪 1.5% 以上未滿 3.0%

低脂鮮乳：乳脂肪 0.5% 以上未滿 1.5%

脫脂鮮乳：乳脂肪未滿 0.5%

目前建議，兒童 2 歲以下，喝全脂牛奶；兩歲以上可以選擇全脂或是低脂。而我的建議是如果要減重或控制飲食中脂肪的人，可以選擇低脂或脫脂的鮮奶更為健康。

注意不要喝「**高鐵又高鈣的牛奶**」，我會強調是因為鐵質跟鈣質的吸收其實是相互拮抗，也就是兩個互相競爭、影響，如果乳品添加高鈣又高鐵，兩者的吸收率反而都會下降。

鮮奶裡面已經有豐富的維生素 B 群，不過還是有添加維生素 B2 的強化奶，還有為了保健眼睛添加了葉黃素，這些我都不會反對。有些廠牌的強化奶，真的用鮮奶去進行營養強化，增加營養成分，這當然是比較適當的做法，不過這種價格相對比較貴，消費者可能要先掂掂自己的口袋深度。

小牛標章是什麼？

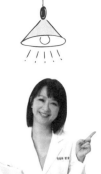

、夏期品代碼
冬：英文字母，夏：注音符號）

流水號碼（每年換）

容量別（目前 125m1-3685m1 等多種）

期別（4-11 月為夏期品，
12 月至翌年 3 月為冬期品）

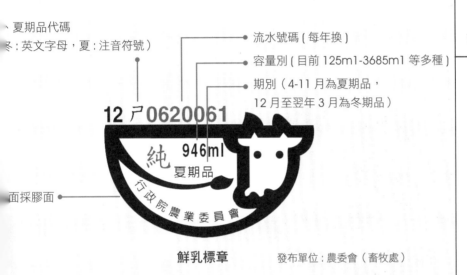

12 ㄕ0620061

純
946ml
夏期品
行政院農業委員會

面採膠面

鮮乳標章　　　發布單位：農委會（畜牧處）

　　農委會制定的鮮乳章，有些人稱它為：小牛標章。是作為標章管控及防偽用途，這部分跟鮮乳品質沒有直接的關聯性。

　　行政院農委會表示，鮮乳標章是政府為保護消費者權益所實施的行政管理措施，促使廠商誠實以國產生乳製造鮮乳。政府依據乳品工廠每月向酪農收購之合格生乳量及其所實際產製的鮮乳量核發鮮乳標章。這樣可以掌握貼紙的數量，也會不定期抽檢黏貼，所以選購貼有鮮乳標章的鮮乳產品，消費者才有保障。

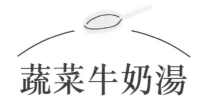

蔬菜牛奶湯

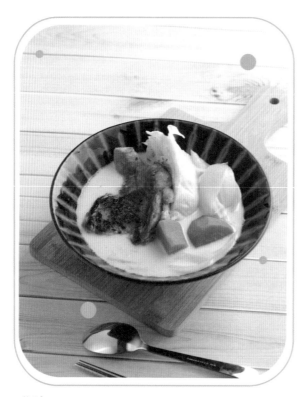

材料

MATERIAL

高麗菜	300 克
紅蘿蔔	100 克
蓮藕	100 克
洋蔥	60 克
去骨雞腿排	150 克
月桂葉	2 片
鮮奶	600c.c.
水	200c.c.
鹽	適量

作法

PRACTICE

01 紅蘿蔔去皮切塊，蓮藕去皮切塊

02 去骨雞腿排表面煎至金黃。

03 煮一鍋滾水，下月桂葉、洋蔥、紅蘿蔔、蓮藕、雞腿排煮熟。

04 加入高麗菜煮 5 分鐘。

05 加入鮮奶煮至微滾，下鹽、黑胡椒調味即完成。

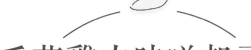

香菇雞肉味噌起司串

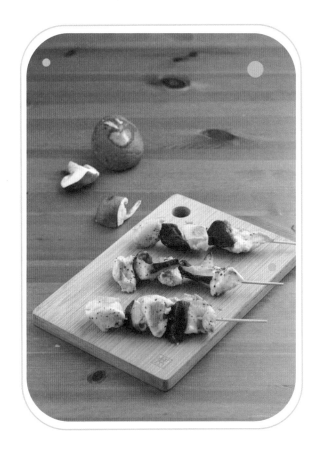

材料

MATERIAL

香菇	6 朵
雞里肌	3 條
味噌	1 小匙
起司	2 片

作法

PRACTICE

01 雞里肌切小塊,塗味噌。起司切小片。

02 將雞里肌、香菇串成一串,放入油鍋中煎熟。

03 擺上起司片後再將起司煎融化即完成。

剩菜、食物貯存知識知多少？

診間故事 —

子瑄初二回娘家，想走進廚房找點吃的，看到媽媽放在菜籃車裡一堆的還沒煮的大蒜、薑，子瑄大喊：「媽！大蒜、薑不放冰箱，會不會發芽就不能吃了？」媽媽走進廚房：「只有馬鈴薯發芽不能吃，其他發芽還可以吃啦。」子瑄打開冰箱，除夕夜的火鍋還在裡面，還有待會要做菜的生肉、青菜堆滿滿，心想：「好像不應該這樣放吧？」

這些都是對的

 # 馬鈴薯發芽要整顆丟掉
 # 冷藏食物時，要熟食在上、生食在下
 # 罐頭沒有防腐劑

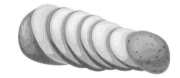

營養師劉怡里帶觀念

食材、食物究竟能不能放？怎樣才叫放太久？

我的建議大家一定想得到：「食物最好都是新鮮的時候吃。」不過，有許多的食材，如：大蒜、薑……等辛香料，民眾生活中會碰到，但用量少，或多或少都會把它放置、儲存一段時間，但是它的營養價值一定會隨時間下降。真的不小心放太久時，究竟能不能吃？

在此時，我們首先就是考慮有沒有毒，營養是其次。

食材放到發芽

發芽食物的迷思，大部分只有討論馬鈴薯，因為馬鈴薯發芽時會產生毒

素「茄鹼」，對生物具有神經毒性，對人類來説，只要一點點的含量就可能致命風險，所以不能吃。有人比較節儉，會將發芽的芽眼切除，其他部位還是繼續吃；只是，即便馬鈴薯只長出一點點的綠芽，加熱煮熟後，還是有微量的茄鹼，所以我不建議再食用。而且發芽時整顆都會產生毒素，並非切除芽眼就可去除。此外，特別強調：就算高溫煮熟也不能去除毒性。

其他會發芽的食材，包括：紅蘿蔔、地瓜、大蒜、薑、糙米、豆類……等，如果不想浪費食物，當然這些東西發芽都可以吃。但是發芽後營養成分有沒有改變呢？營養價值相對會流失？當然是有的。

吃發芽的大蒜，會發現發芽跟沒發芽的蒜頭味道不同，發芽的蒜頭吃起來比較沒有那麼辛辣，不太辣就是表示它的營養成分已經流失，其中裡面會辣的成分叫「硫化素」，愈多的硫化素吃起來口感會愈辣。

另外，蔬菜中營養成分最容易流失的是維生素 B 群，因為它是水溶性的；在洗菜的過程就可能會隨著水流而減少。一般來説，我們會用冷藏方式保存蔬菜，蔬菜保存有個祕訣，就是整顆保存最適當，不要切開；也有些蔬菜比較不容易壞掉可以放在室溫下，例如：高麗菜、根莖類的紅、白蘿蔔。

🍚 剩菜的營養價值

容易因為儲存時間、光照而流失的營養素是維生素 C。雖然不會到完全沒有，但是營養價值已經降低，所以我建議蔬菜要當餐吃完，不要把放到下一餐。像是綠色蔬菜，如：菠菜、地瓜葉煮好久，其中水溶性營養素，例如：維生素 B 群、維生素 C 易流失。當菜餚久放以後會改變顏色，通常都是代表營養成分部分流失、氧化，維生素 B 群、C 和酚類，都是比較容易流失的抗氧化物質。

至於，營養價值比較不會變化的有紅蘿蔔，可以隔餐再吃較沒有關係，因為裡面的主要營養素維生素 A、β 胡蘿蔔素，是脂溶性的營養素，比較不

會因為儲存過久而流失太多。我建議可以冷藏保存、隔餐食用的食物，大部分都是肉類，例如：雞肉、牛肉、豬肉……等，也較少營養成分的流失。至於海鮮、豆製品，因為容易腐敗，煮完以後建議還是盡快食用完畢，最安全就是只準備一餐的份量。

表 發芽食物可以吃嗎？

食物種類	不可食用	盡快吃完 放太久影響營養 價值	可以食用
馬鈴薯	●		
地瓜		●	
芋頭		●	
紅蘿蔔		●	
大蒜		●	
洋蔥		●	
薑		●	
花生		●	
黃豆			●
綠豆			●
芽菜類			●

備註：薑久放到發霉腐爛就不可食用

劉怡里營養師製表

🍚 便當又該怎麼存放？

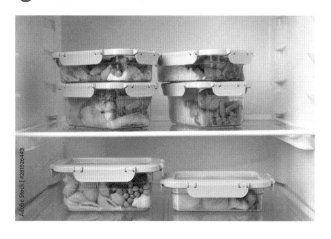

便當怎麼儲存？是許多媽媽、上班族的大哉問，其實食物的營養成分，並不會因為在冰箱放一個晚上，馬上就流失了非常一大半。例如，前一天晚上把食物準備好，或者水果準備好，放在冰箱裡隔天帶去辦公室或學校食用，食物並不會因為這樣，就失去大部分的營養價值。

我會這麼建議，是因為必須要把生活便利性與營養，做一個通盤的考量，像是我們一般人沒有辦法一大早起來處理太多的食物。若是一早起床煮飯或切水果，可能會來不及上班或上課，所以前一天晚上將便當準備好，就成了不得不的選項。

至於便當食物的營養成分流失，就不要太在意，例如蘋果切好發黃、氧化，就學術的角度來看，營養成分會降低，抗氧化的酚類會下降多一點，再放久一點，維生素 B 群、C 會流失一點。但是其他的營養素都還在，例如膳食纖維、醣類等，大部分都還保存著。重要的是，冰箱並不是個讓食物萬年不腐敗的地方，所以我們在採買食物前，還是要考慮能不能在新鮮的時候，把它全部吃完。

🍚 剩菜冷藏方式有撇步

按照衛生單位的建議，食物不建議隔餐食用，最好避免剩菜剩飯的問題。可是當家裡有剩菜吃不完？還是要進冰箱，所以怎麼保存很重要。以前的做法是等到放涼才能冷藏，其實這是錯誤的觀念。我建議只要用手摸你覺得熱

熱的但是不燙，**不用放到涼就可以直接放進冰箱**。原因是當食物停留在「危險溫度帶（temperature danger zone）」，約為 7~60℃，這是最容易孳生微生物的溫度，所以直接避開危險溫度，放入 7℃冷藏才是最安全的做法。

　　冰箱冷藏庫的溫度標準是設定在 7℃以下，因為 7℃以下才不容易有微生物滋長。如果要讓冰箱有完整的冷藏能力，維持保鮮的溫度，也要注意貯存的容量。建議不要把冰箱塞滿，最好只放 70% 的食物，保留 30% 的空間讓冷氣循環。

冰箱冷藏要特別在意的事

　　食物不要整鍋放冰箱，可能話最好分裝。像是滷肉常會一次滷一大鍋，我會建議把它分裝成數袋、數盒，分開冷凍、冷藏保存，要吃的時候再選擇一份出來解凍，以免同一鍋不停的反覆加熱，甚至發生交叉汙染，讓整鍋滷肉都不能吃了。

　　所謂的交叉汙染，特別容易發生在保存剩菜時。傳統的媽媽收剩菜時，分類沒那麼精細，為了節省餐具使用，還可能將數種不同的菜餚放在同一個盤子裡面冷藏，這是交叉汙染的來源之一。

　　此外，我建議剩菜再次加熱的溫度，也就是食物中心的溫度，必須到達75℃以上，才不容易有微生物滋生，最好是煮沸，也比較不會有食物中毒的問題。

　　在冰箱中存放的時候，生食與熟食一定要分開，冷藏的原則是「熟食在上、生食在下」，最上面一層應該是煮熟的熟食、剩食，中間一層放蔬果，生食就放在最下層。生的魚、肉或是從冷凍庫拿下來退冰，應該放在冰溫保鮮室或解凍室內。因為生食容易有血水、髒汙，不要讓血水或汙染物接觸到熟食或水果。

罐頭打開後怎麼保存？

　　食物的保存中，罐頭是另外一種比較特別的。因為罐頭本身已經真空殺菌，裡面並沒有放防腐劑，因此打開接觸空氣後，請盡快食用完畢。買罐頭時要特別注意保存期限，更要觀察罐頭是否有生鏽、罐蓋或罐底有膨脹（膨罐）或凹陷等，若是有以上情況，建議不要購買。

　　還有，玉米罐頭、魚罐頭打開來後，吃不完一定要放冷藏。另一種玻璃罐裝的漬菜，像是花瓜、脆瓜等醃製的蔬菜罐頭，吃不完也建議放冷藏，不能儲放室溫下，並且盡快食用完畢。

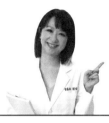

再瞭解多一些！

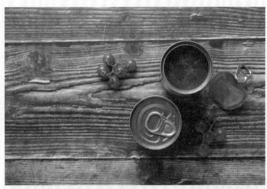

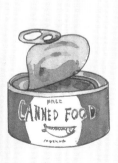

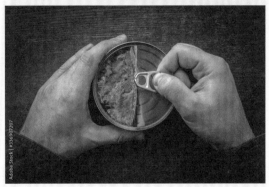

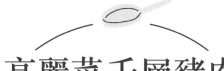

高麗菜千層豬肉

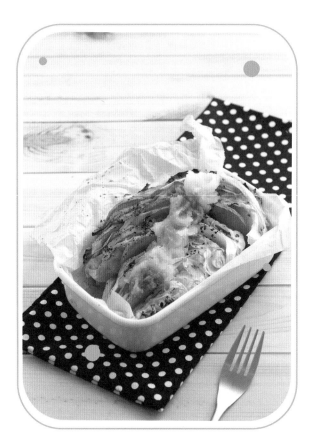

材料
MATERIAL

高麗菜	1/8 切
豬里肌肉片	15 片
紅蘿蔔	1 條
蘿蔔泥	100 克
醬油	適量

作法
PRACTICE

01 紅蘿蔔去皮切薄片。

02 豬肉片切 5 公分段。

03 高麗菜的縫隙中隨意擺入豬肉片和紅蘿蔔片，撒上鹽。

04 放入預熱 180℃烤箱烤 15 分鐘。

05 出爐後淋上醬油和蘿蔔泥即完成。

豆腐雞肉高麗菜捲

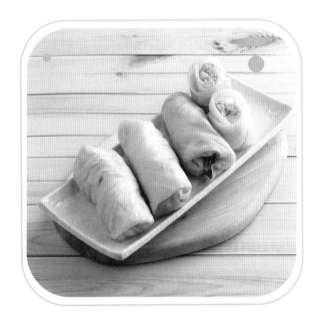

材料

MATERIAL

整顆高麗菜葉 ············· 6 片
板豆腐 ···················· 100 克
洋蔥 ····················· 100 克
雞絞肉 ···················· 200 克
紅蘿蔔 ···················· 50 克
蛋 ························· 1 顆
鹽 ························· 適量
白胡椒 ···················· 適量

作法

PRACTICE

01 洋蔥、紅蘿蔔切末。板豆腐去水壓碎。

02 雞絞肉、板豆腐、蛋、洋蔥、紅蘿蔔、鹽、白胡椒拌勻。

03 高麗菜稍微汆燙變軟後放涼。

04 將綜合雞絞肉約 80 克放在高麗菜上包捲。

05 外鍋一杯水,將高麗菜捲蒸熟即完成。

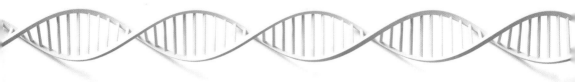

[喚回逝去的青春] 不打針、不吃藥的全面活化奇蹟

全球首創獨家配方,真正實現把青春吃回來的渴望,從內到外全面更新

7大標靶定序胜肽 | 定序胜肽可以直接喚醒沉睡的生理機能
對人體無負擔、無任何副作用,安全又有效

由國內外專家團隊,歷經20多年辛苦研發而成,擁有領先市場的獨家專利技術並取得歐、美、日、中、台等5國專利證書,並通過多項SGS安全檢驗,是非常珍貴的活性因子營養素。

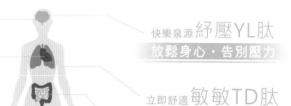

青春之鑰 **松果體AE肽**
青春美麗 · 幫助睡眠

快樂泉源 **紓壓YL肽**
放鬆身心 · 告別壓力

防疫超級明星 **胸腺KE肽**
提升保護 · 增強體力

立即舒適 **敏敏TD肽**
難受瞬消 · 日日安寧

關鍵靈活力 **膠原GE、KT肽**
靈活不卡 · 舒適不痛

拒當腹愁者 **阻澱粉KL肽**
澱粉剋星 · 三餐良伴

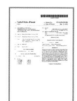
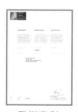
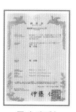
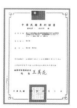
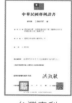
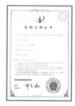

| 美國專利 | 歐洲專利 | 日本專利 | 台灣專利 | 台灣專利 | 中國專利 |

6大青春複方 | 幫助維持肌膚健康與行動靈活,讓您自由自在
說走就走,面對鏡頭不用開美肌也依舊風采迷人

德國專利PO二肽膠原蛋白　奈米水溶性LIPO薑黃素

美國專利水解二型膠原蛋白　西印度櫻桃萃取

日本專利Hyabest®玻尿酸　維生素C

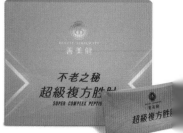

 善美健生技股份有限公司
GBH Global Co.,Ltd 客服專線:0800-600-287

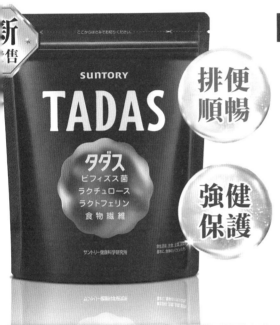
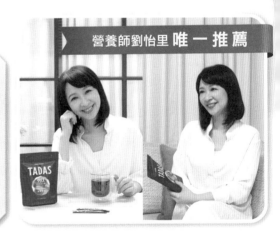
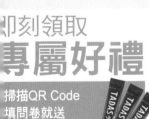

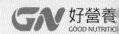
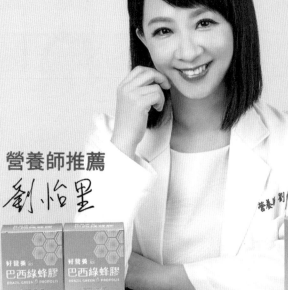

鈦銀系列家電

創新自我，為未來而生

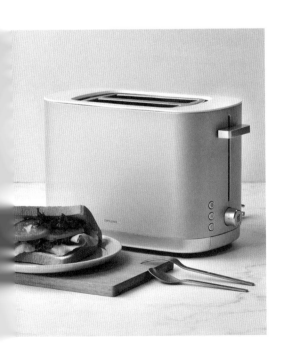

FUTURE-MADE BY HISTORY

近300年傳承 未來之作

一機在手 料理飲食靈感無限

看更多商品

埋首3C 也能舒適爆棚

愛明晶萃 葉黃素
雙效出擊

SNQ Safety and Quality
國品字輝B00281號

業界首創

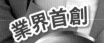

專利
Xangold®
酯化葉黃素
＋
高單位
蝦紅素

嚴選德國BASF原廠最天然金盞花

足量蝦紅素舒適晶亮效果升級

榮獲七國專利技術萃取

NutriMate
愛明®Astaxanthin Plus
晶萃配方

Contains Lutein ester 30mg
from Xangold®
and Astaxanthin

30 Softgels
SNQ Safety and Quality

NutriMate
你滋美得
$ **301**
購物金

愛明30日份抵用券　官方商城
限定

結帳
輸入 **L42Y** 即享購物折抵

兌換期限：2023/4/1-2023/1

全民營養必勝攻略

作　　　　者	劉怡里	
封 面 設 計	陳姿妤	
內 文 排 版	初雨有限公司（ivy_design）	

社　　　　長　　陳純純
總　　編　　輯　　鄭　潔
主　　　　編　　謝昭儀
整 合 行 銷 經 理　　陳彥吟
業　　務　　部　　何慶輝（mail：pollyho@elitebook.tw）
　　　　　　　　　何思頓

出　　　　版　　出色文化
電　　　　話　　02-8914-6405
傳　　　　真　　02-2910-7127
劃 撥 帳 號　　50197591
劃 撥 戶 名　　好優文化出版有限公司
E - M a i l　　good@elitebook.tw
出 色 文 化 臉 書　　http://www.facebook.com/goodpublish
地　　　　址　　台灣新北市新店區寶興路 45 巷 6 弄 5 號 6 樓

法 律 顧 問　　六合法律事務所 李佩昌律師
印　　　　製　　造極彩色印刷製版股份有限公司

合 作 廠 商　　 　　依筆畫排列

書　　　　號　　健康樹 78
I S B N　　978-626-7065-75-4
初 版 一 刷　　2023 年 4 月

定　　　　價　　新台幣 450 元

國家圖書館出版品預行編目(CIP)資料

全民營養必勝攻略:王牌營養師劉怡里診間故
事,破解Top 20營養迷思 / 劉怡里著. -- 初
版. -- 新北市 : 出色文化, 2023. 4
　面;　公分. -- (健康樹 ; 78)
ISBN 978-626-7065-75-4(平裝)

1.CST: 營養常識 2.CST: 食療 3.CST: 食譜

411.3　　　　　　　　　111014363